KATHARINA HECKENDORF

Umwelthormone – das alltägliche Gift

GOLDMANN
Lesen erleben

Buch

Als »globale Bedrohung« bezeichnet die Weltgesundheitsorganisation WHO die »endokrinen Disruptoren« – jene Schadstoffe, die im Körper wie Hormone wirken und die in unserem Alltag omnipräsent sind. Doch es gibt Möglichkeiten, den Kontakt zu reduzieren. Katharina Heckendorf liefert wertvolle Hilfestellungen, wie man die Gifte im Alltag vermeiden kann.

Autorin

Katharina Heckendorf arbeitet als freie Journalistin, Moderatorin und Mediatorin in Hamburg. Sie schreibt unter anderem für *DIE ZEIT* und das *Zeit-Magazin Online*. Das *Medium Magazin* hat sie im Jahr 2019 als eine der »Top 30 bis 30«-Nachwuchsjournalistinnen ausgezeichnet.

Katharina Heckendorf

UMWELT-HORMONE

das alltägliche Gift

Warum sie uns schaden, wo sie enthalten sind
und wie wir uns schützen können

GOLDMANN

Alle Ratschläge in diesem Buch wurden von der Autorin und vom Verlag sorgfältig erwogen und geprüft. Eine Garantie kann dennoch nicht übernommen werden. Eine Haftung der Autorin beziehungsweise des Verlags und seiner Beauftragten für Personen-, Sach- und Vermögensschäden ist daher ausgeschlossen.

Wir haben uns bemüht, alle Rechteinhaber ausfindig zu machen, verlagsüblich zu nennen und zu honorieren. Sollte uns dies im Einzelfall aufgrund der schlechten Quellenlage bedauerlicherweise einmal nicht möglich gewesen sein, werden wir begründete Ansprüche selbstverständlich erfüllen.

Sollte diese Publikation Links auf Webseiten Dritter enthalten, so übernehmen wir für deren Inhalte keine Haftung, da wir uns diese nicht zu eigen machen, sondern lediglich auf deren Stand zum Zeitpunkt der Erstveröffentlichung verweisen.

FSC
www.fsc.org
MIX
Papier aus verantwortungsvollen Quellen
FSC® C014496

Penguin Random House Verlagsgruppe FSC® N001967

1. Auflage
Originalausgabe Dezember 2021

Umschlag: Uno Werbeagentur, München
Umschlagmotiv: FinePic®, München
Redaktion: Birthe Vogelmann
Satz: Satzwerk Huber, Germering
Druck und Bindung: GGP Media GmbH, Pößneck
Printed in Germany
CH · IH
ISBN 978-3-442-17916-9

Inhalt

Vorwort

Vor 15 Jahren habe ich die Pille abgesetzt, weil ich gelesen hatte, dass die tägliche Dosis Hormone so viele Nebenwirkungen hat. Fertiggerichte, die man in der Mikrowelle warm machen muss, habe ich noch nie gegessen. Viel zu ungesund! Zuletzt habe ich auch noch meinen Plastikwasserkocher gegen einen aus Edelstahl ersetzt. Neue Kleidung wasche ich wegen der Färbemittel stets vor dem ersten Tragen. Schadstoffe? Nicht in meinem Körper, so dachte ich bislang.

Heute weiß ich: Es braucht nicht die Pille, um sich mit hormonwirksamen Stoffen zu vergiften, es reicht eine Dose Konserven. Jedes Mal, wenn ich den Kassenbon mitnehme, vergifte ich mich, jedes Mal, wenn ich meine Haare mit einem herkömmlichen Shampoo samt anschließender Spülung wasche, genauso. Im vergangenen Jahrhundert haben wir unsere Welt verschadstofft – und tun das bis heute. Davor sind auch unsere Körper nicht gefeit. Wäre mir das früher bewusst gewesen, ich hätte viele Dinge nicht gekauft, viele Konsumentscheidungen in den vergangenen Jahren anders getroffen. Wir gefährden unsere Gesundheit, wenn wir uns weiterhin gedankenlos allerhand Schadstoffe zuführen. Um darauf aufmerksam zu machen, habe ich dieses Buch geschrieben. Dabei war mir am wichtigsten, dass es verständlich und zugänglich ist, damit nicht nur die wenigen von ihm profitieren, die vielleicht auch wissenschaftliche Studien wälzen würden.

Schauen Sie sich einmal in Ihrem Zuhause um! Zum Beispiel in der Küche: In vielen konventionellen Lebensmitteln und selbst in Mineralwasser finden sich bedenklich hohe Mengen unterschiedlicher Pestizide. Sogar in der EU verbotene besonders gefährliche Spritzmittel landen durch Lebensmittel-Importe aus dem EU-Ausland auf unseren Tellern. Auf Obst oder Gemüse sind häufig mehrere Pestizide aufgesprüht. Bei Tests wurden bis zu 30 verschiedene Chemikalien auf einem Lebensmittel gefunden. Diese können in einer Art Cocktaileffekt im Körper derart miteinander interagieren, dass ihre Wirkung sogar noch schädlicher wird.

Aus Verpackungen gehen Schadstoffe wie Phthalate oder Bisphenole in unsere Nahrung über. Dazu kommen Kochutensilien wie beschichtete Pfannen oder Kochlöffel aus Plastik, aus denen sich ebenso bedenkliche Stoffe lösen können.

Wir streichen unsere Möbel, Fenster oder Fußböden mit giftigen Lacken, die etwa Lösemittel oder Weichmacher enthalten. Möbel und Textilien sind oft mit Insektiziden behandelt, zum Beispiel mit dem Nervengift Permethrin, das unser Hormonsystem durcheinanderbringen könnte. Außerdem besteht der überwiegende Teil der hierzulande verlegten Fußböden aus Plastik, genauer Vinyl oder PVC, von dem sich kleinste Partikel lösen, die dann über den Hausstaub eingeatmet werden können.

Auch die Kosmetikartikel im Badezimmer bergen gefährliche Bestandteile. In Cremes, Shampoos oder Make-up dienen Stoffe mit hormonähnlicher Wirkung meistens als Konservierungsmittel oder als UV-Filter. Einige Hersteller nutzen zudem kleine Plastikteilchen, sogenanntes Mikroplastik. Es findet sich etwa in Peelings, Cremes, Shampoos oder Haarsprays. Die Plastikteilchen können eine feste oder flüssige Form haben und werden als Schleifmittel in Hautpeelings oder als günstiges Bindemittel in Cremes genutzt. Über die Kosmetik gelangen die Schadstoffe ins Abwasser und schließlich in die Umwelt. Denn die Kläranlagen können sie nicht gänzlich herausfiltern, und der übrig bleibende Klärschlamm wird teilweise als Dünger auf die Felder ausgebracht.

Seit ich versuche, ohne diese Stoffe auszukommen, merke ich, dass es in einigen Produktkategorien kaum Ware ohne Schadstoffe gibt. So habe ich in der Drogerie auf der Suche nach einer Sonnencreme nur wenige ohne Mikroplastik gefunden. Dabei ist es gerade dort bedenklich, denn wenn wir im Meer oder in Seen baden, gelangen die Stoffe gänzlich ungefiltert in die Umwelt. Schlimmer noch: Mikroplastik wird zu einer Art Giftmagnet. Je länger sich die Teilchen im Wasser von Flüssen, Seen oder im Meer befinden, desto mehr Chemikalien binden sich an sie. Darunter auch solche, die schon lange verboten sind, wie das Insektengift DDT oder die Industriechemikalie PCB.

Auch an der frischen Luft können wir den Umwelthormonen nur bedingt aus dem Weg gehen. In der Stadtluft ist es vor allem der Feinstaub, dessen Bestandteile endokrin wirken können, also das Hormonsystem durcheinanderbringen können. Die Konzentration ist meist dann besonders hoch, wenn es lange Zeit nicht geregnet hat oder schwülwarmes Wetter herrscht, bei dem eine Art Wolkenglocke die Schadstoffe am Abziehen hindert. Auch auf dem Land ist man keineswegs auf der sicheren Seite: Dort können die auf den Feldern ausgebrachten Pestizide über mehrere Kilometer durch die Luft getragen werden. Auch bei der Ausbringung von Saatgut, das mit Bioziden behandelt wurde, können belastete Feinstaub-Wolken entstehen. Das Fatale ist, dass sich all diese hormonähnlichen Stoffe, die auf unterschiedlichsten Wegen in unsere Körper gelangen, zu einem unberechenbaren Feind entwickeln können. Dieses Buch soll helfen, sich so weit wie möglich vor den Gefahren zu schützen.

So ist das Buch aufgebaut

Im ersten Kapitel erfahren Sie, was Umwelthormone genau sind und welche Gefahren von ihnen ausgehen. Wie Sie die Stoffe im Alltag identifizieren können und wieso sie unsere körpereigenen Funktionen durcheinanderbringen können, lesen Sie im zweiten Kapitel.

Im dritten Kapitel mache ich eine Bestandsaufnahme: Wie ungesund ist unser Lebensstil, wie verseucht sind unsere Körper, und welche giftigen Stoffe finden sich eigentlich in unseren Lebensmitteln, Wohnungen und Häusern? Im vierten Kapitel schaue ich mir an, welche Krankheitsbilder und Störungen uns durch Umwelthormone drohen. In Kapitel 5 lesen Sie, warum uns ein Blick in die Natur eine Warnung sein sollte, denn viele Tiere sind den Giften schutzlos ausgeliefert und leiden längst beträchtlich. Die Schäden in Flora und Fauna werden uns Menschen früher oder später einholen, denn über die Nahrungskette und das Trinkwasser kommen all diese von uns produzierten Umwelthormone letztlich wieder zu uns zurück. Deshalb schaue ich mir an, über welche Wege all die Stoffe überhaupt ihren Weg in die Natur finden, wie das der Tierwelt schadet und wie wir das Ökosystem besser schützen können.

Schon im Jahr 2014 rief das französische Parlament die EU-Kommission in einem Bericht dazu auf, eine Strategie gegen hormonähnliche Stoffe zu entwickeln, denn sie seien eine Gefahr für die Gesundheit künftiger Generationen. In Deutschland dagegen herrscht Gelassenheit. BPA ist zwar seit 2011 EU-weit in Babyfläschchen und seit 2020 in Kassenzetteln verboten, doch in Verpackungen bleibt es erlaubt. Das ist äußerst paradox: Die Gefahren für Mensch und Tier sind den Verantwortlichen in Industrie und Politik offensichtlich bekannt, doch die Gesetze bleiben lasch. Was hilft ein Verbot in Fläschchen und Kassenzetteln, wenn der Stoff ansonsten erlaubt bleibt? Warum tut sich nichts? Warum »versagt« die EU an endokrinen Disruptoren, und warum wird nur in »Trippelschritten« reguliert, wie es die *taz* im Sommer 2019 formuliert? Und was hat der Lobbyismus der Industrie damit zu tun? Das schaue ich mir in den Kapiteln 6 und 7 genauer an.

Mit meinem Buch möchte ich Ihnen, liebe Leserin, lieber Leser, das Wissen und das Werkzeug an die Hand geben, Umwelthormonen aus dem Weg zu gehen, denn es sieht nicht so aus, als würde die Politik das Problem demnächst ernsthaft angehen. Genau das machen sich junge und auch einige alteingesessene Unternehmen zum strategischen Wettbewerbsvorteil, indem sie bewusst Produkte auf den Markt bringen, die ohne problematische Chemikalien auskommen. In Kapitel 8 stelle ich einige von ihnen vor. Außerdem finden Sie am Ende dieses Buches in Kapitel 9 allerhand praktische Tipps, Rezepte und Tricks für den Alltag ohne Umwelthormone – alle am eigenen Leib getestet und erprobt. Viel Spaß beim Lesen!

Kapitel 1

Die unterschätzte Gefahr

Täglich begegnen mir Menschen, die sich Chemikalien aussetzen. Ich sehe sie beim Einkaufen, beim Spazierengehen oder im Baumarkt. Da sind die Paare, die sich für den Spaziergang noch schnell einen Coffee to go holen. Die Grüppchen im Park, die sich ihr Abendessen bequem in Pizzakartons oder Aluschalen dorthin liefern lassen. Die Menschen mit riesigen Einkaufstüten voller Fast Fashion. Meine Nachbarn, die ihre komplette Wohnung mit grauen Holzoptikvinylbelägen auslegen. Die jungen Frauen, die ihre Gesichter mit Contouring buchstäblich bemalt haben. Der Mann im Supermarkt, der nur Mikrowellenfertiggerichte und Wasser in Plastikflaschen aufs Band legt. Kinder, die an »Quetschies« nuckeln. Und so weiter.

Den allerwenigsten dürfte bewusst sein, dass Coffee-to-go-Becher oder Pizzakartons mit einer dünnen Plastikschicht überzogen sind, aus der sich besonders bei Hitze Schadstoffe lösen können. Oder dass aus vielen neuen Kleidungsstücken die Überreste der giftigen Färbemittel austreten, dass Bodenbeläge aus Kunststoffen noch Jahre später giftige Substanzen ausdünsten können, dass Kosmetika und auch in Kunststoffen abgepackte Lebensmittel problematische Chemikalien enthalten können.

Wir leben in einer Zeit, in der alle Alltagsprodukte möglichst das Leben erleichtern, Zeit sparen und pflegeleicht zu handhaben sein sollen. Das hat dazu geführt, dass Lieferdienstunternehmen so hohe Börsenkurse verbuchen wie noch nie, die Mülleimer in den Stadtparks stets von den vielen Coffee-to-go-Bechern und Pizzakartons überquellen und die Fast-Fashion-Industrie immer kürzeren Produktzyklen hinterherrennt – mit immer minderwertigeren Kleidungsstücken.

Zu unserer Zeit gehört, dass wir mit diesem Konsumverhalten nicht nur der Umwelt, sondern auch uns selbst enorm schaden. Viele Chemikalien wirken im Körper ähnlich wie Hormone und können unser endokrines System (Hormonsystem) durcheinanderbringen. Die Umwelthormone, fachsprachlich sogenannte endokrine Disruptoren, werden unter anderem für Fettleibigkeit, Diabetes, Krebs, Unfruchtbarkeit oder ADHS mitverantwortlich gemacht, die heutigen Volkskrankheiten. Bekannt ist das schon lange. »Chemie mit kastrierender Wirkung«, schrieb die *Süddeutsche Zeitung* bereits 1996; »Diese Sünden hat uns die Natur bis heute nicht verziehen«, titelte das *SZ-Magazin* im selben Jahr; »Der Fluch der Hormone«, hieß es im *Stern* 1997; »Sabotage an der Zukunft, Unfruchtbar durch Umweltgifte«, schrieb die *Natur und Umwelt* ebenfalls 1997. Passiert ist seither erschreckend wenig.

Die WHO nennt endokrine Disruptoren ein »globales Gesundheitsrisiko«. Die US-Epidemiologin und Professorin für Umweltmedizin Shanna Swan macht sie in ihrem Buch *Countdown* dafür verantwortlich, dass »die Lebewesen unseres Planeten in großer Gefahr« sind.

Die Kosten, die durch Krankheiten und körperliche Fehlfunktionen in Verbindung mit hormonwirksamen Stoffen entstehen, werden allein in Europa von einem ForscherInnenteam rund um den US-Forscher Leonardo Trasande auf mindestens 163 Milliarden Euro pro Jahr geschätzt. Ist man den Schadstoffen ausgesetzt, kann das zu zahlreichen Erkrankungen und Funktionsstörungen beitragen – vom Beginn des Lebens im Mutterleib bis ins Alter. Die AutorInnen der Studie halten es zum Beispiel für sehr wahrscheinlich, dass Umwelthormone unter anderem für eine Minderung des IQs und für damit verbundene geistige Behinderungen verantwortlich sind, außerdem für Autismus oder Aufmerksamkeits-Defizit-Hyperaktivitäts-Störungen, kurz ADHS. Genauso wie für Endometriose, eine chronische Erkrankung mit Wucherungen der Gebärmutterschleimhaut außerhalb der Gebärmutterhöhle, die zu starken Schmerzen bis hin zu Unfruchtbarkeit führen kann. Die WissenschaftlerInnen machen Umwelthormone aber auch für starkes Übergewicht von Kindern und Erwachsenen sowie Diabetes verantwortlich. Auch für Entwicklungsstörungen wie Hodenhochstand bei Jungen und für Unfruchtbarkeit vermuten sie die Ursache in der zunehmenden Zahl an hormonähnlichen Chemikalien in unserer Umwelt und unserem Alltag.

Es scheint, als würde mit jeder Studie, die veröffentlicht wird, klarer: Die Umwelt und auch unsere Körper verzeihen uns die Chemiesünden nicht. Diesen Zusammenhang in jedem Einzelfall zu beweisen ist unmöglich. Doch beim Blick in die Studien der EpidemiologInnen sehen wir längst, dass Umwelthormone signifikante Auswirkungen auf unsere Gesundheit haben – was viele von uns längst am eigenen Leib spüren.

Wie verbreitet die gefährlichen Stoffe sind, zeigen bereits einige ausgewählte Studien: Bis in die letzten Winkel der Erde haben es Umwelthormone schon geschafft. Darunter leiden zum Beispiel Eisbären, die am oberen Ende der Nahrungskette stehen. In ihren Körpern konnten sich die Umweltchemikalien aus Fischen, Robben und anderen Meeresbewohnern anreichern. US-WissenschaftlerInnen wiesen in ihrem Blut Hunderte Chemikalien nach, darunter zahlreiche hormonwirksame Stoffe, die der Reproduktion und der Entwicklung schaden können.

Auch im menschlichen Körper sieht es nicht besser aus: Eine Studie der Schweizer Universität Lausanne zeigt, dass jedes zweite Schweizer Kleinkind zwischen sechs Monaten und drei Jahren Rückstände von problematischen Stoffen wie Phthalaten und Bisphenolen im Körper hat. Auch hierzulande sind diese Chemikalien weit verbreitet, und sie finden sich auch in der vulnerabelsten Gruppe: Kindern und Jugendlichen. WissenschaftlerInnen fanden im Blut und Urin von Kindern und Jugendlichen zwischen drei und 17 Jahren zahlreiche endokrine Disruptoren, zum Teil in bedenklich hohen

Konzentrationen. Sie fanden unter anderem Weichmacher, als Konservierungsstoffe eingesetzte Parabene oder langlebige Polychlorierte Biphenyle (PCB). Wie sehr unsere Konsumentscheidungen beeinflussen, was man in unseren Körpern findet, zeigt Folgendes: In den Proben fast aller Teilnehmenden fand man Perfluoroctansulfonsäure (PFOS), und in 86 Prozent der Proben fand man auch Perfluoroctansäure (PFOA). Chemikalien wie PFOS und PFOA werden zum Beispiel zum Beschichten von Einweg-Kaffeebechern oder Bratpfannen, für Regenkleidung oder Zeltausrüstung genutzt. Produkte also, die sich in fast jedem Haushalt finden. Dabei lagen die Werte in rund einem Fünftel der Proben so hoch, dass eine gesundheitliche Beeinträchtigung selbst bei der isolierten Betrachtung der einzelnen Substanz nicht auszuschließen ist. Tatsächlich aber befinden sich in unseren Körpern viele verschiedene Schadstoffe, die auch miteinander interagieren können.

Wie gelangen Umwelthormone in unsere Körper?

Dass man bei Untersuchungen so viele verschiedene Schadstoffe in uns Lebewesen findet, ist wenig verwunderlich. Denn Umwelthormone können über die Luft, über die Nahrung und über die Haut aufgenommen werden. Wir verbauen sie seit vielen Jahrzehnten in unseren Wohnungen und Häusern, atmen sie ein, cremen uns mit ihnen ein, essen und trinken sie. Die hormonähnlichen Stoffe lösen sich zum Beispiel aus

Plastikverpackungen und -flaschen und gehen in unsere Nahrungsmittel über. Sie finden sich überall, vom Käse bis hin zum Wasser. Sie sind Kosmetika zugesetzt, um sie haltbarer zu machen oder um sie billiger produzieren zu können, sie entweichen aus Kaltschaummatratzen oder PVC-Fußbodenbelägen, sie sind in Feinstaub und Pestiziden enthalten, auch in Lacken und Farben, und sogar in Kinderspielzeug stecken sie.

Ich frage mich: Würden die Menschen weiterhin so viel Plastik einkaufen, PVC verlegen, Chemiekeulenputzmittel nutzen und Fast Fashion kaufen, wenn sie wüssten, dass sie sich und ihren Familien damit schaden können? Für all diejenigen, die an der Aufklärung interessiert sind und die bereit sind, ihr Konsumverhalten zu verändern, habe ich dieses Buch geschrieben. Denn WissenschaftlerInnen und VerbraucherschützerInnen rufen schon seit vielen Jahren dazu auf, diese problematischen Stoffe zu vermeiden. Das dänische Umweltministerium etwa warnt Frauen, die schwanger werden wollen oder schwanger sind, explizit vor all diesen Alltagschemikalien. In einer Broschüre des Ministeriums heißt es, dass Chemikalien uns zwar das Leben leichter machen würden, viele durch ihre endokrine Wirkung oder als Allergene aber besonders gefährlich für Babys seien. Um die Stoffe zu vermeiden, so heißt es, sollten Frauen beispielsweise darauf verzichten, sich während der Schwangerschaft die Haare zu tönen. Zudem sollten sie so wenig wie möglich Parfum nutzen und Produkte aus PVC vermeiden.

Das ist ein guter Anfang, nach meiner rund 24-monatigen Recherche weiß ich aber: Um die Stoffe konsequent zu vermeiden, reicht das längst nicht aus. Dabei ist der erste Schritt der schwierigste, denn man muss die Umwelthormone erst mal im eigenen Leben und Haushalt ausfindig machen. Auf Kosmetikprodukten verbergen sie sich allenfalls hinter kryptischen chemischen Bezeichnungen. Auf Lebensmittelverpackungen, Baumaterialien oder Küchenutensilien aus Plastik müssen sie nicht mal gekennzeichnet werden.

Ich möchte Sie dabei unterstützen, potenziell schädliche Produkte auszumisten und Ihren Einkauf künftig so zusammenzustellen, dass die Chemikalienlast in Ihrem Zuhause möglichst niedrig ausfällt. Wir VerbraucherInnen sind den Stoffen nicht ohnmächtig ausgeliefert. Doch so viel kann ich gleich verraten: Mal eine Seife am Stück zu kaufen und eine Edelstahltrinkflasche zu benutzen, das wird nicht reichen, um die Umwelthormone aus Ihrem Leben zu verbannen.

Wir müssen unseren Konsum verändern – für unseren Planeten, für uns selbst und für die Generationen, die noch kommen werden. Als VerbraucherInnen können wir nicht länger darauf warten, dass PolitikerInnen die nötigen Regeln vorgeben, denn viele Produkte, die heute in den Einkaufscentern, Drogerien, Super- oder Baumärkten verkauft werden, sind nach neuesten wissenschaftlichen Erkenntnissen gesundheitlich bedenklich. Damit Sie das Projekt »Umwelthormone verbannen« informiert und motiviert angehen können, lesen Sie im kommenden Kapitel, wie genau die Stoffe in unseren Körpern Schäden anrichten und lernen die verbreitetsten Umwelthormone kennen.

Kapitel 2

Wie erkenne ich Umwelthormone?

Wenn ich bisher etwas von »chemischer Struktur« oder »Rezeptoren« las, habe ich abgeschaltet. Kurz gingen meine Gedanken noch einmal zurück in den seltsam riechenden Chemiesaal meines Gymnasiums. Als ich nach der achten Klasse die schwere grüne Tür zum letzten Mal schloss, war ich glücklich, sie nie wieder öffnen zu müssen.

Damit bin ich nicht alleine: Viele Menschen finden es zu mühsam, die kryptische Liste der Fachbegriffe auf Verpackungen zu entschlüsseln oder sich gar bestimmte schädliche Chemikalien mit komplizierten Namen zu merken. Manchmal fragen mich die Personen auch, warum sie sich die Arbeit überhaupt machen sollten: »Ach, aber wenn Umwelthormone so schlimm wären, wären die Stoffe ja längst verboten.« Ein Trugschluss.

Ich erinnere mich, dass meine Chemielehrerin stets sagte: »Chemie ist in allen Dingen.« Die Relevanz habe ich damals nicht erkannt. Heute weiß ich, dass grundlegende Chemiekenntnisse das zentrale Werkzeug sind, um sich den endokrinen Disruptoren möglichst wenig auszusetzen. Denn die finden sich zu Hause genauso wie an der frischen Luft, in Flüssen genauso wie im Boden, in Industriegebieten genauso wie in scheinbar unberührter Natur. Kaum ein heute produziertes Produkt kommt ohne sie aus. Kurzum: Sie sind überall. Was wir heute in die Umwelt entlassen, lässt sich mitunter in vielen Jahrzehnten noch nachweisen. Denn einige von ihnen sind beständig. Ihre chemische Struktur macht sie stabil und langlebig. Die sogenannten »Forever Chemicals« reichern sich in der Umwelt, in der Nahrungskette und letztlich auch in Tieren und Menschen an, einige von ihnen sind auch endokrine Disruptoren.

Was macht Umwelthormone so gefährlich?

Im Organismus können Hormongifte unerwünscht zur falschen Zeit falsche Prozesse in Gang setzen, denn sie gaukeln ihm vor, sie seien Hormone. Dass diverse Chemikalien den Körper derart täuschen und dessen Nachrichtensystem stören können, liegt vor allem an ihrer Struktur. Denn diese ist der unserer körpereigenen Hormone in der Regel extrem ähnlich. Per Definition des Umweltbundesamtes: »Endokrine Disruptoren (ED) sind Chemikalien oder Mischungen von Chemikalien, die die natürliche biochemische Wirkweise von

Hormonen stören und dadurch schädliche Effekte hervorrufen.« Diese Definition des Umweltbundesamtes ist angelehnt an jene der Weltgesundheitsorganisation (WHO). Die Stoffe werden für Störungen in Wachstum und Entwicklung von Säuglingen und Jungtieren verantwortlich gemacht. Weiter können sie die Fortpflanzungsorgane derart beeinträchtigen, dass es schwerer oder unmöglich wird, Nachwuchs zu zeugen. Und sie erhöhen die Anfälligkeit für andere Erkrankungen wie Diabetes oder Krebs, so heißt es etwa im WHO-Bericht »Global Assessment of the State of the Science of Endocrine Disruptors« aus dem Jahr 2002.

Umgangssprachlich werden diese Chemikalien als Umwelthormone bezeichnet, da sie in unserer Umwelt omnipräsent sind. Streng genommen ist das zwar schmissig, aber auch etwas ungenau und irreführend: Der Begriff erweckt den Anschein, dass die Stoffe natürlicherweise in der Natur vorkommen. Tatsächlich gibt es natürliche endokrine Disruptoren, viele sind aber menschengemacht. Auch handelt es sich bei endokrinen Disruptoren nicht um Hormone, sondern lediglich um hormonähnliche beziehungsweise hormonell wirksame Stoffe. Wie auch der Begriff der Hormongifte hat sich die Bezeichnung »Umwelthormone« dennoch durchgesetzt. Englisch heißen sie »Endocrine Disrupting Chemicals«, kurz EDCs, so werden sie in der internationalen Fachdiskussion bezeichnet. In diesem Buch werde ich diese Begriffe gleichbedeutend nutzen.

Wie viele hormonschädliche Stoffe es gibt, darüber wird die Wissenschaft wahrscheinlich noch sehr lange rätseln.

Aktuell, so schätzt die Weltgesundheitsorganisation, gebe es rund 800 Substanzen. Andere WissenschaftlerInnen schätzen, dass es noch viel mehr sind, sie sprechen von mindestens 1500. Diese Unsicherheit entsteht, weil nur ein Bruchteil der rund 100 000 Chemikalien, die weltweit im Einsatz sind, überhaupt auf hormonähnliche Wirkweisen untersucht wurde und werden. Mehrere Tausend Stoffe werden in Europa in größeren Mengen verwendet, zum Beispiel in Arzneimitteln, in der Bau- und Möbelindustrie, als Lebensmittelzusatzstoffe oder als Pestizide. Zusätzlich werden stetig neue Chemikalien erfunden.

Als ich mir dieser komplexen Dimensionen bewusst werde, verstehe ich diesen »Chemie ist in allen Dingen«-Spruch von damals umso besser. Für diese Vielzahl an Chemikalien, die überall auf der Welt produziert und in die Umwelt entlassen werden, lässt sich überhaupt nicht für jede einzelne Substanz vorhersagen oder gar seriös prüfen, welche Schäden sie anrichten kann. Vielleicht ist es diese Komplexität, die die VertreterInnen der Chemieindustrie nutzen, um die Gefahren, die von Umweltchemikalien ausgehen, zu verharmlosen? Mehr dazu lesen Sie in Kapitel 6.

Mein Ziel ist es, mit so wenig Umweltchemikalien wie möglich in Berührung zu kommen. So werde ich in diesem Buch auch Ihnen empfehlen, all jene menschengemachten Substanzen, die unser Hormonsystem möglicherweise durcheinanderbringen können, zu vermeiden. Natürlich kann es sein, dass ich einzelne Stoffe verteufle, die sich irgendwann als harmlos herausstellen. Gewissheit darüber wird die Wissenschaft womöglich erst in einigen Jahrzehnten haben, doch gerade in sensiblen Lebensabschnitten, etwa während der Schwangerschaft oder im Kindesalter, haben wir keine Zeit, darauf zu warten. Ich gehe auf Nummer sicher, als Vorsorge für mich und die Gesundheit meiner Liebsten.

Wie Hormone unsere Körper steuern

Um noch besser zu verstehen, wie Chemikalien den Hormonhaushalt durcheinanderbringen können, schaue ich mir an, wie das endokrine System überhaupt funktioniert. Ich lerne, dass Hormone die heimlichen Herrscher über unsere Körper sind. Als Botenstoffe steuern sie fast alles: Hormone treiben uns zum Essen und Trinken an, setzen in Stresssituationen in uns schlummernde Superkräfte frei oder steuern die Entwicklung des Heranwachsenden im Mutterleib. Das Wort Hormon wird aus dem griechischen *hormắn* »in Bewegung setzen, antreiben, anregen« gebildet. Hormone regeln den Zucker- und Fettstoffwechsel, den Menstruationszyklus der Frau, die Entwicklung eines Organismus, das Knochenwachstum, den Muskelaufbau, die Sexualentwicklung und sogar unsere geistige Aktivität.

Hormonelle Funktionen können weitreichende Effekte haben. Manchmal wirken die Botenstoffe sogar über den eigenen Körper hinaus und können bei den nachfolgenden Generationen Spuren hinterlassen. Das liegt daran, dass Hormone mitunter verändern, wie unsere genetischen Informationen zum Ausdruck kommen: So wirkt sich beispielsweise ein durch Stress ausgelöster hoher Cortisolspiegel der Mutter besonders in den letzten Wochen der Schwangerschaft störend auf die Hirnentwicklung des Kindes aus, sodass solche Kinder häufiger depressive oder schizophrene Erkrankungen entwickeln können. Oder im Fall von Schwangerschaftsdiabetes: Gerät die Insulinregulation bei werdenden Müttern aus dem Gleichgewicht, bringen diese Frauen häufiger Kinder zur Welt, die später selbst dauerhaft an krankhaftem Übergewicht und an Diabetes leiden.

Der Großteil aller Hormone wird über den Blutkreislauf transportiert. Die meisten der hormonproduzierenden Zellen befinden sich in der sogenannten Hirnanhangdrüse (Hypophyse), der Zirbeldrüse (Epiphyse), der Schilddrüse, der Nebenniere und in den Langerhans-Inseln der Bauchspeicheldrüse. Zu den bekanntesten Boten in unseren Körpern gehören die weiblichen Geschlechtshormone Östron, Östradiol, Östriol, kurz die Östrogene, und die männlichen Geschlechtshormone, die Androgene, zu denen auch Testosteron gehört. Sie werden von spezialisierten Zellen der weiblichen oder männlichen Geschlechtsorgane gebildet: den Theca- und Granulosazellen bei der Frau und Leydig-Zellen beim Mann.

Rund 150 körpereigene hormonelle Botenstoffe sind heute bekannt. Forschende vermuten aber, dass es tatsächlich weit mehr, nämlich rund 1000 Hormone geben könnte. Stoffe, die unbemerkt dafür sorgen, dass unsere Körper richtig funktionieren. So unbemerkt, dass wir Menschen noch gar nicht genau verstehen, welche Stoffe was auslösen. Wir wissen aber: Ist dieses Regelsystem im Körper gestört, resultieren daraus schwere, meist chronische Krankheiten. Viele heute weit verbreitete Leiden wie Schilddrüsenerkrankungen, Diabetes oder Fettstoffwechselstörungen gehen zum Beispiel mit Störungen des Hormonapparates einher.

Tag für Tag hält unser Organismus Tausende Prozesse zeitgleich in Gang, die fein aufeinander abgestimmt ablaufen. Wie schnell die Hormone wirken, ist dabei höchst unterschiedlich: Adrenalin etwa wirkt blitzschnell, Schilddrüsenhormone hingegen brauchen ein bis zwei Tage, bis eine Wirkung eintritt. Was das Hormonsystem so faszinierend, aber auch gleichzeitig so anfällig macht, ist, dass winzigste Mengen eines Hormons ausreichen können, um eine Wirkung auszulösen: ein Millionstel oder bei manchen Hormonen sogar nur ein Billionstel Gramm pro einem Liter Blut.

So können Umwelthormone dazwischenfunken

Das macht es endokrinen Disruptoren leicht: Die Wirkweise dieses Systems kann auch durch kleinste Mengen hormonwirksamer Chemikalien gestört werden. Normalerweise gibt es zwei verschiedene Wege, wie Hormone ihre Botschaften im Körper übertragen. Welchen Weg sie wählen, hängt von ihren chemischen Eigenschaften ab:

- Die wasserlöslichen (hydrophilen) Hormone binden sich außen an Rezeptoren der Zielzellen. Sie passieren die Membranen der Zellen nicht und bilden zusammen einen sogenannten Hormon-Rezeptor-Komplex. Auch die endokrinen Disruptoren könnten an den außen liegenden Rezeptor andocken und eine »außerplanmäßige« Antwort auslösen.
- Die Steroide wiederum, zu denen auch die Geschlechtshormone gehören, sind wasserunlöslich (in Fett löslich, also lipophil). Diese Eigenschaft ermöglicht ihnen, die Zellwände zu durchdringen und in die Zellmembran einzudringen. Dort bilden sie einen Hormon-Protein-Komplex. Auf diese Weise können sie bis zur DNA gelangen – und können dort sogar verändern, wie unsere Gene zum Ausdruck kommen.

Hormone interagieren mit den Zielzellen zum Beispiel nach dem Schlüssel-Schloss-Prinzip und lösen so gezielt Wirkungen aus. Bindet sich stattdessen ein Umwelthormon an die Rezeptoren der Zellen, können ungewollte Nachrichten ausgelöst werden. Einerseits können Umwelthormone die körpereigenen Signale verstärken. Sie können aber auch Botschaften, die der Körper selbst ausgesendet hat, abschwächen oder gänzlich blockieren. Das machen sie zum Beispiel, indem sie die Hormonrezeptoren blockieren oder fälschlicherweise aktivieren. Etwa indem signalübertragende Proteine gestört oder die Aufnahme oder der Export bestimmter Stoffe aus den Zellen durch Enzyme behindert werden. Wie extrem die Auswirkungen sind, hängt auch wesentlich vom Zeitpunkt der Exposition ab, also wann der Körper dem Gift ausgesetzt war. So ist unser Hormonsystem besonders in der Entwicklung anfällig für Störungen durch Umwelthormone, etwa während der Embryo im Mutterleib heranwächst. Denn in der vorgeburtlichen Entwicklung sind es Hormone, die dafür sorgen, dass unsere Organe über das gesamte Leben richtig funktionieren.

Wie Umweltchemikalien in die natürlichen Körperfunktionen eingreifen, lässt sich besser verstehen, wenn man sich eine der ersten synthetischen Substanzen anschaut, von der bekannt wurde, dass sie das natürliche weibliche Sexualhormon Östrogen in seiner Wirkung nachahmen kann: Bisphenol A, kurz BPA. Noch in den Dreißigerjahren wurde der Stoff explizit als künstliches Östrogen erforscht, doch statt in der Medizin eingesetzt zu werden, wurde er seit den Fünfzigerjahren omnipräsent in der Plastikproduktion.

Mit fatalen Folgen: In Studien liest man zum Beispiel, dass die Spermien von Männern, die hohen Dosen von BPA ausgesetzt waren, verminderte Qualität aufweisen. So zeigte 2010 zum Beispiel eine Studie an chinesischen Fabrikarbeitern Folgendes: Je höher der BPA-Gehalt im Urin war, desto spärlicher und unbeweglicher waren die Spermien. Andere Studien zeigten wiederum, dass Frauen mit hohen Konzentrationen von BPA im Blut Probleme hatten, schwanger zu werden. Zudem hatten sie eine höhere Wahrscheinlichkeit, eine Fehlgeburt zu erleiden. Eine frühe Exposition könnte sogar die Qualität ihrer Eizellen vermindern und dafür sorgen, dass sie früher in die Wechseljahre kommen. Auch bei Labortieren konnte man zeigen, dass Fortpflanzung, Verhalten, Organentwicklung, genetische Gesundheit sowie Immun- und Hormonsystem gestört werden. Eine spanische Studie konnte weiterhin zeigen, dass Kinder, die im Mutterleib höheren BPA-Konzentrationen ausgesetzt waren, im Alter von vier Jahren im Schnitt einen höheren Body-Mass-Index aufweisen. In einer Meta-Studie, die die Daten von 61 Studien auswertete, zeigten der US-Forscher Leonardo Transande und sein Team, dass BPA unter anderem zu höherem Körpergewicht führt. Schon diese ausgewählten Studien machen die Dramatik deutlich. Dennoch ist BPA eine der meistverwendeten Chemikalien der Welt.

Woran liegt es, dass hormonwirksame Stoffe wie Bisphenol A ihrer schädlichen Wirkung zum Trotz im Einsatz bleiben? Das lesen Sie in Kapitel 6 und 7. Weil die schädlichen Effekte mitunter lange nach der Exposition auftreten, etwa erst Jahrzehnte später oder gar in den nachfolgenden Generationen, scheint es einfach, ihre Auswirkungen auf die leichte Schulter zu nehmen. Wir kennen das: Wir wissen, dass Rauchen Krebs verursacht, und qualmen trotzdem. Wir wissen, welche Gefahr der Klimawandel darstellt, und fliegen dennoch um die Welt. Viele Menschen haben eine Ahnung davon, dass die vielen Chemikalien in unserem Leben nicht gesund sein können, und ignorieren sie doch. Dabei ist die Gefahr endokriner Disruptoren ganz konkret: Die Cremes oder Lebensmittel, die meine Mutter nutzte, als sie mit mir schwanger war, könnten darüber mitentschieden haben, welche Krankheiten ich einmal bekomme oder gar, ob ich Kinder bekommen kann oder nicht – und sogar welche Krankheiten meine Kinder womöglich einmal haben werden.

Umso bedenklicher ist das, wenn Umweltchemikalien Eigenschaften aufweisen, die es schwer machen, sie jemals wieder von unserer Welt zu verbannen. Auch längst verbotene Stoffe wie Dioxine, das Pestizid DDT oder die Industriechemikalie PCB bleiben lange in der Umwelt. Sie können sich in der Natur, aber auch im Fettgewebe von Mensch und Tier anreichern. Bis sich die Rückstände von DDT im menschlichen Fettgewebe halbieren, vergehen zum Beispiel rund 15 Jahre. Und so kann auch die Muttermilch mit ihnen belastet sein. Chemikalien wie Bisphenole oder Phthalate hingegen sind innerhalb von ein paar Stunden oder Tagen abbaubar. Weil wir aber ständig neue Schadstoffe zuführen, sind ihre Konzentrationen in unseren Körpern recht konstant. Überlegen Sie nur einmal, wie viele Produkte man täglich nutzt und zu sich nimmt. Etwa ein Duschgel und einen Lippenstift mit Parabenen, Obst und Gemüse mit Pestiziden oder PVC-Böden und Computer, aus denen Phthalate ausdünsten.

Kann man Umwelthormone im Alltag erkennen?

Im Folgenden möchte ich Ihnen zeigen, wie Sie die gängigsten Umwelthormone und die Produkte, in denen sie oft vorkommen, ausfindig machen können. Ich stelle Ihnen jetzt die gängigsten Chemikalien in Drogerieartikeln, in Verpackungen von Lebensmitteln, in Haushaltsgegenständen wie Elektronikgeräten oder Baumaterialien wie Fußbodenbelägen vor. Nach welchen Zusatzstoffen oder Materialien sollten Sie Ausschau halten, welche Produkte oder Verpackungen lieber im Regal stehen lassen? Das versuche ich im Folgenden aufzudröseln. Leider lässt sich nicht immer zweifelsfrei erkennen, ob ein Artikel belastet ist oder nicht, etwa weil es kaum Kennzeichnungspflichten gibt. So habe ich für dieses Buch Daumenregeln aufgestellt, mit deren Hilfe weniger schädliche Produkte in Ihrem Einkaufswagen landen. (Mehr in den Kapiteln 3 und 9.)

Bei der hohen Zahl an weltweit eingesetzten Chemikalien kann dieses Buch jedoch kein komplexes Nachschlagewerk liefern. Umfassendere Datenbanken finden Sie bei der schwedischen Umweltorganisation ChemSec in der sogenannten SIN-Liste und in der »List of Potential Endocrine Disruptors« der US-NGO Tedx, für beide wurden problematische Chemikalien zusammengestellt, darunter auch solche, die im Verdacht stehen, hormonschädlich zu sein.

Diese Schadstoffe sollten Sie kennen

Benzophenon

Einsatzgebiet: Sie sollen die Haut vor UV-Strahlung schützen, deshalb werden chemische UV-Absorber wie Benzophenone vielfach in Kosmetika eingesetzt. Laut Codecheck gehören sie zu den meistgenutzten hormonell wirksamen Inhaltsstoffen. Die Elektronen des Benzophenon schlucken gewissermaßen einen Teil der Energie der UV-Strahlen und machen sie so unschädlich für die Haut.

Vorkommen: Benzophenon-1 findet sich zum Beispiel in Nagellack, Koffeinshampoo oder Sonnenöl. Benzophenon-2 kann schlechte Gerüche überspielen und soll Produkte außerdem vor Zersetzung durch UV-Licht schützen. So kommt es in Parfums genauso vor wie in Duschgel. Benzophenon-3 findet sich in Lippenpflege, Hautcreme oder Haarspray. Benzophenon-4 ist Bestandteil zahlreicher Shampoos, Deos, Gesichtswässer oder Duschgele.

Bezeichnungen: Benzophenon, englisch Benzophenone, aber auch zum Beispiel Benzoylbenzol, Diphenylketon, Diphenylmethanon, Oxybenzon.

Wirkung im Körper: Da bei Tieren etwa Veränderungen der Geschlechtsorgane festgestellt wurden, besteht der Verdacht, dass Benzophenon und seine Zerfallsprodukte auch beim Menschen hormonelle Wirkungen haben können. Zudem stuft die IARC (International Agency For Research On Cancer) sie als möglicherweise krebserzeugend ein.

Bisphenole

Einsatzgebiet: Bisphenole sind wahre Alleskönnerchemikalien. Die Industrie fügt Bisphenole bei der Plastikverarbeitung hinzu, sodass das Endprodukt möglichst hart wird. Sie sind ein wesentlicher Bestandteil von Polycarbonatkunststoffen und Epoxidharzen. Auch Kassenzettel oder Kontoauszüge sind oftmals mit ihnen behandelt. Bisphenole sind so allgegenwärtig, dass sich etwa Bisphenol A (BPA) heute in nahezu jeder menschlichen Urinprobe nachweisen lässt. 90 Prozent der Menschen in Industriestaaten seien »chronisch mit Bisphenol A belastet, also sozusagen ›plastiniert‹«, so nennt es etwa Dieter Swandulla, ehemaliger Institutsdirektor der Physiologie II an der Universität Bonn, in der *Wirtschaftswoche*. Da BPA zuletzt in Verruf geraten ist, wird es häufig durch andere Bisphenole mit ähnlichen Eigenschaften wie Bisphenol S oder F ersetzt.

Vorkommen: Bisphenole finden sich in zahlreichen Alltagsgegenständen wie Brillen, Computergehäusen, in Lebensmittelverpackungen oder in Kunststoff-Geschirr. Auch in Epoxidharzen werden sie eingesetzt, die beispielsweise

bei der Konservierung von Lebensmitteln genutzt werden, etwa als Innenbeschichtung von Dosen, Deckeln, Wasserleitungen und Weinfässern. Auf diesen Wegen kann Bisphenol in die Nahrung übergehen.
Bezeichnungen: Bisphenol A (BPA), Bisphenol F (BPF) Bisphenol S (BPS) oder Bisphenol Z (BPZ).
Wirkung im Körper: Bisphenole haben eine östrogene Wirkung. Außerdem zeigen Studien, dass sie sogenannte »Obesogene« sind, also künstliche Dickmacher. Sie werden mitverantwortlich gemacht für Brust- und Prostatakrebs, Stoffwechselstörungen wie Diabetes und Fettleibigkeit, Herz-Kreislauf-Probleme oder Unfruchtbarkeit. Achtung, auch die neueren Ersatzstoffe wie Bisphenol S können problematisch sein, auch sie können den Hormonapparat durcheinanderbringen. Wenn auf Produkten also »ohne BPA« steht, können BPS oder BPF dennoch enthalten sein.

Flammschutzmittel

Einsatzgebiet: Flammschutzmittel sollen die Entflammbarkeit von Gegenständen verringern und die Entstehung eines Feuers verzögern. Im Brandfall bildet sich eine Art Schutzschicht aus verkohltem Material, die den weiteren Zutritt von Sauerstoff und Wärme verhindern soll.
Vorkommen: Flammschutzmittel sind weit verbreitet. Sie werden in Gehäusen von Elektro- und Elektronikgeräten,

in Kabeln, in Textilien wie Teppichen, Matratzen oder Sofas sowie in Dämmstoffen eingesetzt. Auch die wenigen, die inzwischen zumindest EU-weit verboten sind, finden sich weiterhin, etwa in Recyclingprodukten, für die niedrigere Grenzwerte gelten. So konnte der Bund für Umwelt und Naturschutz Deutschland (BUND) solch bedenkliche Stoffe zum Beispiel in Kämmen und Haarspangen, in Spielzeugen oder Plastikgegenständen wie Tischabfalleimern ausfindig machen. Sie reichern sich in der Umwelt an und lassen sich zunehmend etwa im Hausstaub, im Blutserum oder der Muttermilch nachweisen.

Bezeichnungen: Polybromierte Diphenylether (PBDE) wie OctaBDE oder DecaBDE, Tetrabrombisphenol A (TBBPA) oder Hexabromcyclododecan (HBCDD).

Wirkungen im Körper: Einige der häufig eingesetzten Flammschutzmittel sind gefährlich für Umwelt und Gesundheit. Viele sind persistent, bleiben also lange in der Umwelt und reichern sich im Fettgewebe an. Zudem bilden bromierte Flammschutzmittel im Brandfall besonders leicht die gefährlichen Dioxine. Bromierte Flammschutzmittel können hormonell wirksam sein. Sie stehen etwa im Verdacht, das Wachstum, die Hirnentwicklung (ADHS) und die Entwicklung der Geschlechtsorgane zu schädigen. Sie werden zuletzt durch Organophosphor-Flammschutzmittel ersetzt, doch auch diese könnten gesundheitsschädlich sein, darauf deuten erste Studien hin.

Parabene

Einsatzgebiet: Seit mehr als 80 Jahren werden sie in Kosmetika, Arznei- oder Lebensmitteln eingesetzt und sollen verhindern, dass diese von Keimen befallen werden. Sie dienen als Konservierungsmittel, übertünchen andere Gerüche oder wirken sogar parfümierend, auch dafür sind sie in der Industrie beliebt.

Vorkommen: Parabene gehören zu den am häufigsten in Kosmetika enthaltenen hormonwirksamen Stoffen.

Bezeichnungen: Methylparaben, Propylparaben, Ethylparaben, Butylparaben. Außerdem verstecken sich Parabene hinter folgenden Namen: Hydroxybenzoesäure, Hydroxybenzoat, Metagin, Nipagin, Propagin, Parahydroxybenzoat, Oxybenzoesäure, Oxybenzoat.

Wirkung im Körper: Studien mit der Gabe von Parabenen an Ratten zeigten, dass sich bei männlichen Tieren der Testosteronspiegel verringerte, wodurch die Anzahl an gesunden Spermien sank. Bei den weiblichen Nagetieren wurde ein vergrößerter Uterus festgestellt. Auch beim Menschen gibt es Hinweise auf bedenkliche Effekte: »Nehmen Schwangere Parabene über die Haut auf, kann dies zu Übergewicht bei ihren Kindern führen«, sagt Studienautor und Umweltimmunologe Dr. Tobias Polte vom Helmholtz-Zentrum für Umweltforschung (UFZ), der ausgehend von den Daten der sogenannten Mutter-Kind-Studie (LINA) epigenetische Veränderungen identifizieren konnte. Durch Parabene könnte die natürliche Regulation des Sättigungsgefühls im Gehirn gestört werden.

Per- und polyfluorierte Chemikalien

Einsatzgebiet: Ihre Eigenschaften machen sie besonders interessant, aber auch gefährlich: Sie weisen Schmutz ab und sind wasserfest. Außerdem sind sie fettabweisend und hitzestabil.

Vorkommen: Sie werden für Antihaftbeschichtungen etwa von Bratpfannen, für schmutzabweisende Textilien wie Outdoorkleidung oder Sofas, für Verpackungen von Lebensmitteln wie Coffee-to-go-Becher oder Pizzakartons eingesetzt. Rund 4700 verschiedene Substanzen gehören zur Gruppe. Sie sind so beständig, dass sie sich in der Umwelt anreichern. Ähnlich wie Mikroplastik finden sich PFC-Verbindungen in entlegenen Gegenden der Welt und konnten selbst im Blut von Eisbären und Robben in der Arktis nachgewiesen werden.

Bezeichnungen: Per- und polyfluorierte Alkylsubstanzen (PFAS), Perfluorcarbone (PFC), perfluorierte Tenside (PFT), Perfluoroktansäure (PFOA), Perfluoroktansulfonsäure (PFOS), Alkylcarbonsäuren (PFCA), perfluorierte Alkylsulfonsäuren (PFSA), Fluortelomeralkohole (FTOH).

Wirkung im Körper: Die bekanntesten Vertreter der Gruppe PFOS und PFOA wirken in Tierstudien reproduktionstoxisch und führen zu einer verminderten Körpergewichtszunahme nach der Geburt sowie einer drastischen Verringerung der Lebendgeburten und der Lebensfähigkeit der Nachkommen, so schreibt es das Bundesamt für Risikobewertung. Dass PFOA etwa Hoden- und Nierenkrebs befördern könnte, vermuten WissenschaftlerInnen ebenso. Sogar in den Fettstoffwechsel scheinen sie einzugreifen, was sich durch erhöhte Cholesterinwerte äußert. Sie können weltweit im Blut nachgewiesen werden und werden vom Körper nur langsam wieder ausgeschieden.

Phthalate

Einsatzgebiet: Phthalate sind synthetisch hergestellte »Weichmacher«. Seit den Sechzigerjahren werden sie zunehmend verwendet, um spröde und unflexible Kunststoffe aus PVC elastisch und haltbarer zu machen.
Vorkommen: Sie finden sich beispielsweise in PVC-Fußbodenbelägen, Kabeln, Synthetikteppichböden, Vinyltapeten, Kunstledersofas, Lacken und Farben oder Spielzeug aus Weichplastik. In der Pharmaindustrie werden Phthalate verwendet, um Kapseln weicher zu machen und bei Tabletten eine Freisetzung der Wirkstoffe erst im Magen-Darm-Trakt zu ermöglichen. Sie kommen auch in medizinischen

Schläuchen für Tropfinfusionen vor. So sind zum Beispiel Babys, die auf Frühgeborenenstationen betreut werden, hohen Belastungen ausgesetzt, da Schläuche, Inkubatoren oder Magensonden aus PVC hergestellt werden. Direkt sind die Weichmacher nicht erkennbar: Sie sind in aller Regel geruchs-, geschmack- und farblos. Wenn Sie allerdings ein weiches oder biegsames Produkt aus PVC besitzen, können Sie davon ausgehen, dass es Phthalate enthält.

Bezeichnungen: BBP (Benzylbutylphthalat), DBP (Dibutylphthalat), DEHP (Diethylhexylphthalat), DiDP (Di-isodecylphthalat), DIDP (Diisodecylphthalat), DiNP (Di-iso-nonylphthalat), DINP (Diisononylphthalat), DNOP (Di-n-octylphthalat) oder Phthalatester.

Wirkung im Körper: In der Umwelt und unserer Umgebung landen Phthalate, weil sie sich leicht aus PVC lösen, ausdünsten oder in Flüssigkeiten übergehen. Dann binden sie sich zum Beispiel im Haushalt an Hausstaub und können so in die Luft getragen und eingeatmet werden. Gerade Kleinkinder, die in Fußbodennähe spielen, nehmen so gefährlich hohe Mengen zu sich. Fast bei jedem Menschen sind Phthalate oder ihre Abbauprodukte im Blut und/oder im Urin nachweisbar. Sie können das endokrine System stören und somit Geburtsfehler, Herz-Kreislauf-Erkrankungen, Fortpflanzungsprobleme, Organschäden, Fettleibigkeit, einen vorzeitigen Eintritt in die Pubertät und Brust- oder Hodenkrebs auslösen. Sogar die Gehirnentwicklung von

Kindern könnte beeinträchtigt werden, so gibt es etwa Hinweise auf Aufmerksamkeitsdefizit-Hyperaktivitätsstörung (ADHS) und Autismus. Manche Phthalate, etwa DEHP, DBP und BBP, sind in der EU als fortpflanzungsgefährdend eingestuft und in ihrer Nutzung eingeschränkt. Doch auch wenn innerhalb der Europäischen Union einige »alte« Weichmacher reguliert wurden, steigt die Produktion von neuen, deren Struktur chemisch leicht verändert wurde – und für die es kaum Untersuchungen auf hormonelle Wirksamkeit gibt. Unbedenklich macht sie das nicht.

Schwermetalle

Einsatzgebiet: In vielen Alltagsprodukten finden sich Rückstände von Schwermetallen, die auch endokrin wirksam sein könnten. Das hat unterschiedliche Ursachen: Industriemetalle wie Antimon, Arsen, Blei, Chrom, Quecksilber, Cadmium oder Mangan werden zum Beispiel in der Plastik- oder Stahlproduktion eingesetzt oder als Pigmente und Farbstoffe genutzt. Das Halbmetall Antimon etwa wird zur Produktion von PET oder Polyester als Katalysator genutzt.
Vorkommen: Spuren endokrin aktiver Schwermetalle sind in Spielzeugen, Kleidung und anderen Plastikerzeugnissen wie etwa PET-Flaschen enthalten, aus denen sie sich mit der Zeit lösen und in die Getränke übergehen. Später landen die Schwermetalle oft über die Gewässer in Nahrungs-

mitteln wie Gewürzen, in tierischen Lebensmitteln und in unseren Körpern. Cadmium etwa wird auch als Bestandteil von Düngern und Pestiziden eingesetzt.

Bezeichnungen: Antimon, Arsen, Bor, Blei, Chrom, Quecksilber, Cadmium oder Mangan.

Wirkung im Körper: Am ausführlichsten sind die endokrinen Wirkungen von Blei dokumentiert. So konnte man etwa zeigen, dass Arbeiter mit einem hohen Bleispiegel verminderte Spermienkonzentrationen und Spermienqualität und damit eine verminderte Fertilität hatten. Nigerianische Arbeiter, die mit Elektroschrott in Kontakt kamen und entsprechend hohe Werte Arsen, Blei, Cadmium und Quecksilber im Körper hatten, hatten verminderte Werte verschiedener Geschlechtshormone wie Testosteron.

Silikone

Einsatzgebiet: Sie sind derart wandelbar, dass man sie in Cremes als Faltenfüller genauso findet wie etwa im Badezimmer zum Abdichten von Fugen, in Brustimplantaten genauso wie als Pfannenwender. Das liegt unter anderem daran, dass Silikone in einem weiten Temperaturbereich ihre Form wahren und sie eine wasserabweisende Wirkung haben.

Vorkommen: Silikone finden sich in jedem Haushalt, beispielsweise in Lacken, in Backformen und auf Backpapier, in Schnullern, in Waschmitteln oder Haarspülungen, als

Imprägnierung von Zelten oder Markisenstoffen. Auch im medizinischen Bereich werden sie eingesetzt, etwa für Implantate oder auch für Kontaktlinsen. Häufig werden sie in Kosmetika wie Make-up, Cremes oder Haarpflege eingesetzt. So weisen beispielsweise rund 90 Prozent der Spülungen auf dem Markt laut Codecheck Silikone auf.

Bezeichnungen: Zu erkennen sind Silikone auf Verpackungen an den Endungen »-cone« oder »-xane«, die am häufigsten verwendet werden. Sie heißen zum Beispiel: »Dimethicone«, »Methicone«, »Polysiloxane«, »Cyclomethicone«, oder »Phenyl Trimethicone«. Als besonders bedenklich eingestuft wurden innerhalb der EU: D4 (Cyclotetrasiloxane), D5 (Cyclopentasiloxane) und D6 (Cyclohexasiloxane).

Wirkung im Körper: Ob in Cremes oder in Spülungen, Silikone legen sich versiegelnd um Haare oder auf die Haut. Auf den ersten Blick wirkt beides geschmeidiger und glatter, langfristig aber können Silikone die Haare beschweren und die Poren verstopfen. Endokrin wirksam ist nach aktuellem wissenschaftlichem Stand zwar nur D4, weil jedoch auch die anderen besonders dann bedenklich sein können, wenn sie etwa in Kosmetikprodukten nicht fest gebunden sind, habe ich sie dennoch in diese Liste aufgenommen. Denn so gelangen sie leicht in den Körper, und in Kläranlagen können sie nicht gänzlich entfernt werden. So reichern sie sich wegen ihrer hohen Beständigkeit in der Umwelt an.

UV-Filter und -Absorber

Einsatzgebiet: Chemische UV-Filter und UV-Absorber gehören zu den meisteingesetzten Chemikalien in Kosmetikprodukten.

Vorkommen: So gut wie alle konventionellen Cremes mit Lichtschutzfaktor enthalten problematische chemische UV-Filter.

Bezeichnungen: 3-Benzylidene Camphor, 4-Methylbenzylidene Camphor (auch: Enzacamen), Avobenzon, Homosalat, Octinoxat (auch: Ethylhexyl Methoxycinnamate oder Octylmethoxycinnamat (OMC)), Octocrilen (auch: Octocrylene), Oxybenzon (auch: Benzophenon-3), Padimat-O.

Wirkung im Körper: Für diese UV-Filter gibt es Hinweise auf hormonschädliche Wirkung. Dänische WissenschaftlerInnen warnten 2016, dass in Sonnenmilch enthaltene UV-Filter die Funktion der männlichen Spermien stören können. Einige chemische UV-Filter wirken zudem ähnlich wie das weibliche Geschlechtshormon Progesteron. Aber auch unsere Umwelt kann Schaden nehmen, wenn die Stoffe über die Haut ins Meer gelangen, wo sie bei Tieren wie Korallen zu Schäden führen, zum Beispiel an den Reproduktionsorganen. An einigen Orten wie Palau oder Hawaii sind daher derartige Sonnencremes verboten.

Kapitel 3

Wo lauern die Gefahren?

Schritt für Schritt versuche ich die Wege, auf denen Umwelthormone in meinen Alltag kommen, ausfindig zu machen und die Schadstoffe zu verbannen. Am Morgen habe ich zum ersten Mal selbst gemachte Hafermilch in mein Müsli gegossen. Keine der Zutaten musste längere Zeit in einem Tetrapack oder einer Plastikfolie darauf warten, von mir getrunken zu werden. Ich setze Kopfhörer auf, mache Musik an und freue mich über einen erfreulich schadstofffreien Morgen.

Doch die Freude währt nicht lange. Sobald ich den Laptop aufgeklappt habe, entdecke ich eine Studienzusammenstellung eines österreichischen Verbrauchermagazins: Demnach sind zwei von 16 Kopfhörern mit schädlichen Phthalaten belastet. Na toll, gerade vor einigen Wochen habe ich mir für mehrere Hundert Euro Noise-Cancelling-Kopfhörer gekauft – und trage sie seither dauernd. Oder das Obst in meinem Müsli: Rund ein Fünftel der Lebensmittelproben, zumeist Obst, die in ganz Europa untersucht wurden, enthielten ein oder mehrere endokrin wirksame Pestizide, lese ich dort.

Es ist zum Verrücktwerden: Just wenn ich die Schadstoffe in einem Bereich meines Lebens weitgehend eliminiert habe, entdecke ich irgendwo die nächste Baustelle. Ich muss an die Bilder des Fotografen Chris Jordan denken, die eine Zeit lang häufig in den Medien zu sehen waren. Schockierende Aufnahmen: Jordan fotografierte verstorbene und halb verweste Albatrosse auf dem Midway-Atoll im Pazifik, ihre Bäuche voller Plastikmüll. Jedes dieser Plastikteilchen hatten sie für Nahrung gehalten. Darunter Feuerzeuge, Flaschendeckel oder Watte. Die Vögel sind verhungert, obwohl sie einen vollen Magen hatten.

Wie sieht das wohl bei uns Menschen aus? Auch wir halten unsere Mahlzeiten für nahrhaft, obwohl sie potenziell Schadstoffe und Mikroplastik enthalten. Gefährlich können zum Beispiel die endokrin wirksamen Substanzen aus den Verpackungen sein, die in die Lebensmittel übergehen. Auch über Kosmetika gelangen die Schadstoffe in unsere Körper, sei es über die Haut oder die Atemluft. Es wird Zeit für eine umfassende Bestandsaufnahme, um nicht immer wieder solch böse Überraschungen zu erleben und sich in trügerischer Sicherheit zu wiegen! Welche Gegenstände, Lebensmittel und Kosmetika in meiner Wohnung sind wohl belastet? Über welche Wege gelangen endokrine Disruptoren in meinen Körper? Und wie sieht es dort überhaupt aus: Wie vergiftet sind wir schon? Das will ich in diesem Kapitel herausfinden.

Ich schaue mich in meiner Wohnung um, die ich aus ökologischen Gründen vor allem mit antiken Möbeln und eBay-Kleinanzeigen-Funden eingerichtet habe. Auf den ersten

Blick entdecke ich viel Holz, Baumwolle, Leinen, Leder und Wolle. Doch ich mache auch schnell ein Kissen aus Polyester, die Plastikfenster, meine Waschmaschine, Billy-Regale mit Plastikbeschichtung und natürlich meine Arbeitsgeräte wie Maus, Tastatur und Bildschirm ausfindig. Dazu die Putz- und Lebensmittel: Viele sind in Plastik verpackt, und knapp die Hälfte der Nahrung in meinem Haushalt kam bislang aus konventionellem Anbau, bei dem Pestizide und Biozide eingesetzt werden, die endokrin wirksam sein können. Dummerweise habe ich neulich auch noch meinen Schreibtisch mit alter Kunstharzfarbe gestrichen, die ich im Keller gefunden hatte. Der bestialische Geruch, den der Tisch wochenlang ausströmte, ist wohl Beweis genug: Was für eine dumme Idee. Im Büro dasselbe: Plastikstuhl, Plastikteppich, Plastiktisch. Würde man von einem anderen Planeten auf die Erde kommen, bestünde wohl kein Zweifel, dass es nicht irgendwelche Götter oder heilige Kühe sind, die wir am meisten verehren, sondern der aus Erdöl produzierte Kunststoff. Ich finde in meinem Haushalt kaum einen Gegenstand, der nicht zumindest während der Produktion oder spätestens bei der Verpackung mit Plastik in Berührung gekommen ist. Und das, obwohl ich schon lange versuche, Plastik und Neuware zu reduzieren.

Ich wette, bei Ihnen sieht es nicht groß anders aus. Was heißt das für unsere Gesundheit? Ob ein paar Möbel aus Pressspan neben all den Schadstoffen in Kosmetika und dem Plastik in Lebensmitteln wirklich noch krasse Auswirkungen haben? Welche Produkte sind tendenziell belastet, und wie vergiftet sind unsere Körper durchschnittlich?

Als Erstes stelle ich meine Wohnung auf den Kopf. Ich frage mich, wie viele Käsebrote, Tiefkühlpizzen und Joghurts ich wohl schon gegessen habe, in denen kleine Plastikteile steckten. Wie viele Mikropartikel habe ich wohl schon unfreiwillig geschluckt, weil das Zeug auch in Zahnpasta und Peeling vorkommt und es sich aus Fußbodenbelägen oder Kleidung löst? Wie viele Ausgasungen habe ich wohl schon eingeatmet, beim Autofahren, beim bloßen Sitzen am Schreibtisch oder beim Schlafen? Jedes Zimmer prüfe ich Schritt für Schritt auf potenziell gefährliche Schadstoffe.

Wo sogar Naturkosmetik an ihre Grenzen stößt

Ich beginne im Badezimmer, weil ich befürchte, dass hier am wenigsten so bleiben kann, wie es ist.

Ich scanne alle Produkte. Apps wie Codecheck, Clearya oder ToxFox, die in der Drogerie beim bewussten Einkaufen helfen, verraten mir die bedenklichen Inhaltsstoffe auch in meinem Badezimmer bequem. Mit dem Smartphone scannt man mit Codecheck zum Beispiel die Barcodes der Putzmittel, Kosmetika & Co., und die App zeigt an, welche schädlichen Stoffe enthalten sind. Sie liefert ein umfassendes Angebot: Nicht nur hormonwirksame Substanzen, sondern auch jene, die im Verdacht stehen, krebserregend zu sein, die Allergien auslösen können oder die umweltschädlich sind, werden dort aufgelistet. Und natürlich, jetzt wo ich einmal dabei bin, will ich diese auch nicht länger nutzen.

Das Ergebnis schockiert mich. Selbst einzelne Inhaltsstoffe von Naturkosmetik bewertet die App Codecheck mitunter als bedenklich, etwa weil sie potenzielle Allergene oder wahrscheinlich endokrine Disruptoren sind. Bei den herkömmlichen Produkten sind es in meinem Badezimmer bis zu einem Viertel der Inhaltsstoffe, die Probleme machen; dass einige von ihnen Allergien auslösen oder die Schutzbarriere der Haut schwächen, erscheint mir da noch vergleichsweise harmlos. Ob der Deoroller, die sogenannte »Peel-off-Maske« mit Aktivkohle, das Haarspray, der Schaumfestiger, die Sonnencreme, die Spülung, das Duschgel, mein Make-up oder die Bodylotion – überall finde ich irgendwelche Polymere, also Mikroplastik. Praktisch alles enthält Stoffe mit den Endungen -cone, -cane oder geschmeidig machende Silikone, also mit den Endungen -siloxane. Außerdem lese ich von reproduktionstoxischen und krebserregenden Stoffen.

Lilial, auch Butylphenyl Methylpropional genannt, ein Stoff, der angeblich nach Maiglöckchen riecht und der hormonwirksam ist, finde ich in Deo, Spülung, Parfum, Waschmittel und Nagellackentferner. Benzophenon ist in meinem Schaumfestiger und im Parfum enthalten. Unbedenklich ist keines der herkömmlichen Produkte aus meinem Badezimmer. Wahre Chemiebomben sind die Markenparfums in meinem Haushalt: Rund die Hälfte der duftenden Inhaltsstoffe ist potenziell endokrin wirksam, und die Parfums enthalten auch noch Mikroplastik. Das Anti-Gelbstich-Shampoo, das ich manchmal nach dem Blondieren benutzt habe, schießt den Vogel ab. Hier findet sich neben Mikroplastik und potenziellen Allergenen das sogenannte Methylchloroisothiazolinon, das als endokriner Disruptor gilt und zudem nicht nur schädliche Keime beseitigt, sondern auch nützliche Bakterien auf der Haut. Hautausschlag, Ekzeme und Juckreiz können Folgen sein. Gelbliche statt silbriger Haare werden plötzlich völlig unwichtig.

Doch ich muss zugeben: Wenn ich in der Drogerie stehe, übt das endlose Angebot an kleinen Tuben und Döschen einen Reiz auf mich aus. Ich verstehe jeden, der Dutzende Cremes, Shampoos und Lotions zu Hause hat. Ein Viertel aller Frauen in westlichen Industrieländern verwendet bis zu 15 unterschiedliche Kosmetikprodukte täglich. Nicht selten enthalten diese bis zu 100 Chemikalien. Die Drogerien arbeiten kalkuliert daran, uns zu verführen Neues auszuprobieren: Die Zeitung *Die Welt* berichtete etwa im Jahr 2019, dass die Drogeriemarktkette dm jährlich rund 6000 bis 7000 Produkte aus dem Sortiment nehme und sie durch neue ersetze. Besonders im Bereich der Schönheitsprodukte werde häufig gewechselt, so sorge die Werbung durch Influencerinnen in den sozialen Netzwerken dafür, dass »vor allem junge Frauen sich immer wieder auf die Suche nach dem besten Beauty-Produkt machen«, heißt es im Artikel. Da fühle ich mich erwischt: Diese Peel-off-Maske mit Aktivkohle habe ich tatsächlich nur gekauft, weil eine Influencerin eine ähnliche in meinem Feed beworben hat. Die Billigvariante der Hausmarke habe ich dann gekauft. Für all diese Produkte für Körperpflege und Kosmetik werden jährlich rund 13,7 Milliarden Euro ausgegeben – das sind knapp 170 Euro pro Kopf.

Da Frauen in der Regel mehr solcher Produkte nutzen, sind sie auch stärker durch endokrine Disruptoren in Kosmetika gefährdet. Innerhalb einer Woche, so zeigte eine Umfrage des Allensbacher Instituts, sprühten rund 65 Prozent der Frauen Parfum auf, rund die Hälfte nutzte Lippenstift und Augen-Make-up, rund 45 Prozent trugen Make-up und 40 Prozent auch noch Haarspray und Nagellack. Viele dieser Produkte enthalten Inhaltsstoffe, die problematisch für Mensch und Umwelt sind. Das Unternehmen Codecheck hat zwischen 2017 und 2019 rund 130 000 Kosmetikprodukte im deutschsprachigen Raum unter die Lupe genommen. Fazit: Fast ein Drittel der untersuchten Produkte enthält Mikroplastik oder andere schwer abbaubare, flüssige Polymere. So gelangen allein in Deutschland jährlich circa 1000 Tonnen Polymere in Form von festen Mikroplastikpartikeln und sogar fast das 50-Fache an flüssigen, gelösten, wachs- oder gelartigen Polymeren allein durch die Inhalte unserer Kosmetikprodukte und Waschmittel in die Abwässer und Böden. Neben den Chemikalien, die während der Produktion hinzugefügt wurden, haften an den Partikeln über die Zeit oft zahlreiche Schadstoffe wie an einem Magnet. Mit verheerenden Folgen für die Natur. (Mehr über die Auswirkungen auf die Umwelt lesen Sie in Kapitel 5.)

Die Hersteller all dieser Tinkturen, Salben oder Schminkutensilien versuchen uns ganz gezielt zu verführen. Der Verzicht auf Umwelthormone heißt also auch, jedes Mal ganz genau ins Kleingedruckte zu schauen, bevor man einem Produkt überhaupt eine Chance gibt.

Ich stehe in meinem Badezimmer und scanne fleißig weiter. Neben Mikroplastik sind es die Duftstoffe, die häufig in meinem Badezimmer vorkommen. Sie heißen zum Beispiel Citral, Citronellol, Coumarin, Lilial, Linalool, Limonen oder Geraniol. Häufig auch in Kombination, sie scheinen für die Industrie eine Art Geheimwaffe für guten Geruch zu sein, jedoch sind sie potenzielle Allergene. Wohlgemerkt finden sie sich auch in Naturkosmetik. Meine Gesichtscreme enthält gleich drei problematische Duftstoffe: Linalool, Limonen und Coumarin. Die Fettcreme, die ich auch gegen trockene Lippen verwende, enthält: Geraniol, Citral, Citronellol, Linalool und auch Amyl Cinnamal, dazu noch nicht genauer definiertes »Parfum«. Sage und schreibe sechs von acht Inhaltsstoffen dienen dem Geruch. Aber Hauptsache, auf der Verpackung wird damit geworben, dass es »ohne Konservierungsstoffe« hergestellt wurde. Ob in Abschminktüchern, feuchtem Toilettenpapier, Cremes, Lotions, Duschgel und Shampoo – ja, eigentlich überall sind solche mitunter problematischen Duftstoffe enthalten.

Als ich schließlich eine Tamponpackung in den Händen halte und lese: »Tamponkern aus Viskose, Rückhohlfaden aus Baumwolle und eine Hülle aus glattem Vlies«, schwant mir, dass ich in Zukunft anders mit meiner Periode klarkommen muss. Denn das sind überaus wenige Angaben, wenn man betrachtet, dass diese Produkte viele Stunden in direktem Kontakt zur Schleimhaut stehen. Schadstoffe gelangen auf dem Weg besonders leicht in unseren Körper. Ich lese, dass die gesetzlich festgelegte Schadstoffgrenze für Tampons dieselbe ist wie jene von Papiertaschentüchern, mit denen wir uns nur für wenige Sekunden die Nase putzen. Noch dazu produziert man unheimlich viel Müll.

Tatsächlich sind Tampons meist mit einem »Vlies« umhüllt, das aus Polyester, Polyethylen oder Polypropylen hergestellt ist – Materialien, in denen häufig endokrine Disruptoren vorkommen. WissenschaftlerInnen des New Yorker Gesundheitsministeriums und der New York University School of Medicine haben im Dezember 2019 eine Studie veröffentlicht, für die sie Damenhygieneprodukte, darunter Tampons, Binden, Slipeinlagen und Feuchttücher untersucht haben. Sie fanden in allen getesteten Produkten zahlreiche Phthalate, unter anderem das fortpflanzungsschädliche DEHP. Laut den ForscherInnen kann die Produktgruppe der Menstruationsartikel für bis zu 28 Prozent der Phthalat-Belastung bei einer Frau verantwortlich sein. Der Plastikanteil bei Tampons beträgt bis zu sechs Prozent, Binden bestehen bis zu 90 Prozent aus Kunststoff. Beide können hormonell wirksames Bisphenol A oder Bisphenol S enthalten. *Öko-Test* fand bei einem Test im Jahr 2020 in Deutschland zwar wenige Schadstoffe in erhöhten Konzentrationen, doch weil ich mir vor Augen führe, dass eine Frau rund vier Jahrzehnte mit problematischen Kunststoffen in Kontakt kommt, wenn sie Binden, Tampons oder Slipeinlagen zum Wegwerfen nutzt, beschließe ich, dass sie in meinem Alltag nichts mehr zu suchen haben. (Alternative Menstruationsprodukte werden in Kapitel 9 vorgestellt.)

Putzen kann gefährlich sein

Nächster Schrank, neue Probleme: In meinen Putzmitteln finden sich möglicherweise allergieauslösende, krebserregende, das Immunsystem und die Schutzbarriere der Haut schwächende Inhaltsstoffe und solche, die laut Arbeitsschutzgesetz am Arbeitsplatz zum Schutz der Mitarbeitenden nur in geringen Dosen verwendet werden dürfen. Zudem finde ich etwa den giftigen Konservierungsstoff Glutaral oder die bedenklichen Biozide Methylisothiazolinone und Triethanolamine. Besonders oft entdecke ich Duftstoffe. Ich frage mich: Wozu sind in einem Allzweckreiniger neben »Aromen/Duftstoffen«, die nicht näher auf der Verpackung definiert werden, fünf weitere Inhaltsstoffe für den Geruch enthalten? Zahlenmäßig mehr als für ihren eigentlichen Zweck, die Reinigung. Dasselbe beim Waschmittel: Egal ob Woll-, Voll- oder Feinwaschmittel, mindestens ein potenzieller endokriner Disruptor ist in jedem enthalten, meist das Biozid Methylisothiazolinone und/oder Lilial sowie Mikroplastik. Das ist auch besorgniserregend, weil all diese Stoffe in unseren Kläranlagen nicht gänzlich herausgefiltert werden können. Benutze ich diese Mittel, verschmutze ich aktiv die Natur. Mich wundert, dass solche Mischungen überhaupt verkauft werden dürfen.

Ich sitze auf meinem Badvorleger in einem Meer aus Plastikfläschchen, -tuben und -dosen und habe eine Krise. Will ich konsequent ohne endokrine Disruptoren und schädliche Stoffe leben, muss ich meine Lebensweise offenbar krasser umstellen, als mir bislang klar war. Muss ich wirklich anfangen, mir meine Cremes und Salben zusammenzurühren und mir meine Tampons und Binden selber zu basteln?

Wie bedenklich sind meine Lebensmittel?

Nach ein paar Tagen Resignation und Frust über all die Schadstoffe in meinem Badezimmer nehme ich mir die nächste Baustelle vor: Vorratskammer und Kühlschrank. Ob Pestizide oder Schadstoffe aus Verpackungen oder der Produktion – was wir essen, hat besonders großen Einfluss darauf, wie viele endokrine Disruptoren in unseren Körpern landen. Zu Hause habe ich Lebensmittel in Konserven, Schraubgläsern, Plastik- und Papierverpackungen. Nirgends finde ich eine Information darüber, welche Giftstoffe enthalten oder aus den Verpackungsmaterialien in die Lebensmittel übergegangen sein könnten.

Schadstoffe, die sich aus Verpackungen lösen

Dabei warnen WissenschaftlerInnen immer wieder vor Schadstoffen, die sich aus den Lebensmittelverpackungen lösen und in die Nahrung übergehen. Die Forschungsgruppe PlastX etwa untersuchte im Jahr 2019 Alltagsprodukte aus verschiedenen Kunststoffen nach Schadstoffen und fand mehr als 1000 verschiedene Chemikalien. In rund drei von vier untersuchten Produkten wie Joghurtbechern oder Trinkflaschen fanden sie schädliche Substanzen. Oder Take-Away-Boxen: Mehrere NGOs, darunter der BUND und CHEM Trust, untersuchten 42 Einwegverpackungen aus sechs EU-Ländern aus Papier, Pappe und Pflanzenfasern. Alle analysierten Proben enthielten nachweisbare Mengen an schädlichen PFAS-Chemikalien. Oder eine im Journal of the American Medical Association erschienene Studie, in der die Teilnehmenden fünf Tage lang Dosensuppe essen sollten. Ergebnis: Ihr BPA-Level stieg um mehr als 1000 Prozent.

Bedenkenlos benutzen kann man also nur Verpackungsmaterialien wie Glas und Edelstahl, aus denen sich keine Schadstoffe herauslösen können. Wer schon mal in einem Supermarkt war, weiß, hier muss man Kompromisse machen, wenn man nicht verhungern will. Doch wie können diese möglichst alltagstauglich und dennoch möglichst schadstofffrei ausschauen? Sind manche Produkte besser als andere?

Um das herauszufinden, rufe ich den Wissenschaftler Holger Koch an. Er arbeitet am Institut für Prävention und Arbeitsmedizin der Deutschen Gesetzlichen Unfallversicherung am Institut der Ruhr-Universität Bochum (IPA). »Häufig weisen hoch verarbeitete Produkte eine höhere Schadstoffbelastung auf als weniger stark verarbeitete Produkte«, sagt er. Also ein Naturjoghurt habe eine niedrigere Wahrscheinlichkeit als einer mit Aromen und Knusperflakes obendrauf. Fertig zubereitetes Convenience-Food sei wahrscheinlich bedenklicher als selbst gekochtes Essen. Es könne zwar durchaus sein, dass im Einzelfall ein Fertigessen unbedenklicher sei als ein Naturjoghurt, das sei aber unwahrscheinlich. Ab und zu könne es auch während der Herstellung zu Kontaminationen kommen, so Koch. Manchmal fielen sogar Bioprodukte wegen hoher Schadstoffwerte auf, etwa weil Öle durch Schläuche aus belastetem Gummi geleitet würden oder Milch in mit Phthalaten belastete Eimer gemolken werde.

Außerdem entscheidend ist, was sich in den Verpackungen befindet. Denn je länger ein Produkt in einer Verpackung bleibt, desto höher ist die Wahrscheinlichkeit, dass sich Schadstoffe daraus lösen und in die Lebensmittel übergehen. Durch fetthaltige Produkte, Wärme oder Sonneneinstrahlung kann dieser Prozess beschleunigt werden, erklärt Koch. Besonders clever ist es also nicht, dass die Getränke in vielen Discountern quasi in den Schaufenstern gelagert werden. Fetthaltiger Käse ist somit tendenziell problematischer als leichterer Käse. Heißes Fertigessen aus der Mikrowelle oder in Styroporverpackungen geliefertes Bestellessen ist weniger gut als Frischgekochtes, in Plastik verpackte Rosinen (die oft mit Sonnenblumenöl behandelt werden) wahrscheinlich problematischer als trockene Nudeln. Zudem gilt: Große Verpackungen sind besser als viele kleine, mehr Inhalt berührt dann weniger Plastik.

Will ich Umwelthormone verbannen, wird es also darauf ankommen, nicht nur Tiefkühlpizza und Co. zu meiden, sondern auch Plastik und Konserven soweit es geht aus meinem Leben zu streichen.

Mikroplastik in Lebensmitteln

Denn problematisch ist neben den Schadstoffen auch das Mikroplastik, das sich in unseren Lebensmitteln befinden kann. Ob in PET-Flaschen, in Honig, in Zucker, in Fisch – in zahlreichen Lebensmitteln konnten Partikel nachgewiesen werden, die kleiner als fünf Millimeter sind. Mehr als 100 kleine Plastikteilchen nehmen wir pro Mahlzeit auf, zeigten britische Studien. ForscherInnen aus dem australischen Newcastle fanden heraus, dass sich diese pro Woche auf fünf Gramm Mikroplastik addieren, dem Gewicht einer Kreditkarte!

Doch wo genau kommt das Plastik her? Woraus besteht die Kreditkarte, die offenbar jede und jeder von uns Woche für Woche zu sich nimmt? Einmal gelangen die Teile versehentlich während der Produktion in unsere Nahrung. Mikroplastik löst sich aber auch während der Lagerung aus den Verpackungen und geht in die Lebensmittel über. Schlimmer noch, selbst im Inneren einiger Gemüse- und Getreidesorten könnte es sich befinden. Forschende der chinesischen Akademie der Wissenschaft haben herausgefunden, dass Mikroplastik auch von Salat- und Weizenpflanzen aufgenommen wird. Kleine Risse an den Seitenwurzeln ermöglichen die Aufnahme. Dabei sind die Partikel so klein, dass sie in den pflanzeneigenen Kreislauf aufgenommen werden und auch in den essbaren Teilen eingelagert werden. Wir lernen, überall, wo Plastik ist, ist mit hoher Wahrscheinlichkeit auch Mikroplastik! Noch ein Grund mehr, es zu verbannen.

Pestizide auf dem Teller

Gefährlich machen unsere Lebensmittel zudem die Überreste von Pflanzenschutz- und Schädlingsbekämpfungsmitteln, die in unserer Nahrung zurückbleiben, also Herbizide, Insektizide und Fungizide. Schätzungen zufolge hat der weltweite Pestizideinsatz seit 1990 um rund 80 Prozent zugenommen und liegt heute bei rund 4,1 Millionen Tonnen. Etwa 44 Prozent der in der Landwirtschaft tätigen Weltbevölkerung, also rund 860 Millionen LandwirtInnen und LandarbeiterInnen, erleiden pro Jahr mindestens eine Vergiftung mit Pestiziden, zeigt eine umfassende Studie, für die sich WissenschaftlerInnen Meldedaten über Vergiftungen angeschaut haben.

Die Wahrscheinlichkeit, dass sich Rückstände endokrin wirksamer Pestizide in konventionellen Lebensmitteln auch in unseren Haushalten finden, ist also hoch. Immer wieder werden bedenklich hohe Mengen verschiedener Spritzmittel festgestellt. Alle paar Wochen ploppen neue Untersuchungen dazu in meinen Newsfeeds auf. Da wurden zum Beispiel 20 Spaghettimarken bekannter Hersteller von *Öko-Test* auf Problemstoffe untersucht. Demnach enthielten zum Beispiel 12 von 15 konventionellen Spaghettiartikeln Glyphosat, das nach Einschätzung der Internationalen Krebsforschungsagentur (IARC) wahrscheinlich krebserregend ist. Die Bioprodukte waren unbedenklich. Oder Heidelbeeren: Bei einer Untersuchung für das Schweizer Fernsehen SRF fanden Labore sechs verschiedene Pestizide auf den importierten

Früchten. Darunter Fludioxonil, Fenhexamid, Imidacloprid, Difenoconazol oder Cyprodinil, die möglicherweise endokrine Disruptoren sein könnten. Um sicherzustellen, dass die Beeren äußerlich in gutem Zustand ankommen, behandele man sie in den Herkunftsländern mit Fungiziden. Wahrscheinlich, so die AutorInnen, gleich mit mehreren, damit jeweils die Grenzwerte für einzelne Stoffe eingehalten werden können. Selbst in Mineralwasser werden immer wieder Pestizide gefunden.

Schaut man sich die Hinweise auf dem Portal Lebensmittelwarnung des Bundesamtes für Verbraucherschutz und Lebensmittelsicherheit an, bekommt man ein Gefühl dafür, wie häufig selbst Kontaminationen mit hohen Dosen sind. Da die Produkte nur stichprobenartig untersucht werden, dürfte die überwiegende Zahl gar nicht erst gefunden werden. Da liest man dann in den Meldungen aus einigen Wochen bereits mehrere dutzend Male von erhöhten Werten des möglicherweise endokrin wirksamen Pestizids Ethylenoxid in zahlreichen Produkten mit Sesam, vom verbotenen Fungizid Tricyclazol in Basmatireis oder vom gefährlichen Pestizid Glycophen in Rosinen.

Gerade beim Kauf importierter Lebensmittel aus dem EU-Ausland ist Vorsicht geboten. Auf diesem Wege finden häufig gefährliche, hier verbotene Pestizide ihren Weg auf unsere Teller. So fand Greenpeace bei einer Stichprobe im Jahr 2021 bei 70 getesteten Früchten aus Brasilien auf 59 von ihnen 35 verschiedene Pestizide. 11 davon waren in der EU nicht zugelassen.

Auch in sogenannten »Superfoods«, die ja als besonders gesund angepriesen werden, findet man immer wieder Pestizide. *Öko-Test* etwa fand extrem hohe Mengen an Pestiziden in Pulver aus den Blättern des Moringa-Baumes: zwölf von 13 untersuchten Erzeugnissen wiesen Pestizidrückstände auf, darunter auch zwei angebliche Bioprodukte, bei denen sogar die gesetzlichen Höchstmengen überschritten wurden. Ähnliches bei Chiasamen: In allen vier untersuchten Proben fand *Öko-Test* Pestizidrückstände, bei zwei Produkten aus angeblichem Bioanbau ebensolche Höchstmengenüberschreitungen. Besonders bedenklich ist zudem, so warnen WissenschaftlerInnen, dass oft mehrere Pestizide und Herbizide gleichzeitig eingesetzt werden, die dann chemisch in einer Art Cocktaileffekt miteinander agieren könnten. Auf einigen Produkten wurden bei Tests bis zu 30 verschiedene Chemikalien gefunden.

Insgesamt sind die Meldungen über verunreinigte Lebensmittel so zahlreich, dass es viele Seiten brauchen würde, allein die Meldungen aus dem letzten Jahr zusammenzufassen.

Beim Einkauf können Sie sich an folgenden Erfahrungswerten orientieren:

- Biolebensmittel sind insgesamt wesentlich weniger belastet als konventionelle Ware.
- Lebensmittel aus Deutschland und der Europäischen Union sind in Sachen Pestizide tendenziell weniger bedenklich als Produkte aus Nicht-EU-Ländern.

- Da sich viele endokrine Disruptoren im Fettgewebe anreichern, weisen tierische Lebensmittel wie Fisch, Fleisch oder Käse tendenziell höhere Werte auf.

Die Schadstoffampel

Auch wenn man auf konventionelle Lebensmittel zurückgreifen muss, kann man Pestizide meiden. Besonders hoch sind die Schadstoffwerte oft bei empfindlichen Produkten wie Aprikosen, Beeren, Birnen, Erdbeeren, Feldsalat oder Kirschen. Die NGO PAN Europe hat Obst und Gemüse gemäß dem letzten Pestizid-Monitoring-Bericht der Europäischen Behörde für Lebensmittelsicherheit (EFSA) in drei Kategorien eingeteilt und rät, die Produkte auf der roten Liste zu meiden (bzw. nur in Bioqualität zu kaufen) und jene auf der gelben nur gelegentlich aus konventionellem Anbau zu konsumieren. Die grünen Lebensmittel gelten auch aus konventionellem Anbau als recht sicher:

Schadstoffampel für konventionelles Obst und Gemüse		
Rote Liste (40-70% kontaminiert)	**Gelbe Liste (10-40 % kontaminiert)**	**Grüne Liste (0-10 % kontaminiert)**
Feldsalat (67 %)	Brombeeren (37 %)	Weißkohl (9 %)
Baby-Blattgewächse (66 %)	Tafeltrauben (34 %)	Brokkoli (9 %)
Petersilienwurzeln (60 %)	Möhren (32 %)	Knoblauch (8 %)
Johannisbeeren (56 %)	Petersilie (30 %)	Reis (7 %)
Kirschen (50 %)	Äpfel (28 %)	Aubergine (7 %)
Birnen (46%)	Kopfsalat (27 %)	Mandarinen (7%)
Grünkohl (45 %)	Blaubeeren (25 %)	Salatgurken (7 %)
Pfirsiche (42 %)	Pflaumen (24 %)	Blumenkohl (6 %)
Erdbeeren (41%)	Knollensellerie (23 %)	Zucchini (6 %)
Aprikosen (40 %)	Radieschen (19 %)	Mangos (5 %)
	Himbeeren (17 %)	Zwiebeln (5 %)
	Spinat (17%)	Wassermelonen (3 %)
	Tomaten (16 %)	Ananas (3 %)
	Orangen (14%)	Mais (1 %)
	Kiwi (14%)	Getreide (0 %)
	Bohnen mit Hülse (14 %)	Oliven (0 %)
	Paprika (12%)	Kartoffeln (0%)
	Bananen (12%)	Avocados (0 %)

Zusammenstellung: PAN Europe; Quelle: Lebensmittelbehörde EFSA; Methodik: Überwachungsdaten von Lebensmitteln, die 2017 in Supermärkten und anderen Lebensmittelgeschäften in allen europäischen Mitgliedsstaaten beprobt wurden; Analyse: European Joint Research Centre

Nie wieder Plastik?

Viele Umwelthormone wie Bisphenole, Phthalate oder PFAS-Verbindungen können über Verpackungsmaterialien in unsere Nahrung gelangen. Will man diese vermeiden, sollte man Plastik konsequent verbannen. Doch Plastik ist so omnipräsent, dass ein Verzicht wahrscheinlich nicht immer radikal möglich sein wird.

Falls Kunststoffe mal unumgänglich sein sollten, können die Recyclingcodes einen ersten Hinweis auf mögliche Inhaltsstoffe geben. Eigentlich dient dieser Code dazu, verschiedene Materialien zu identifizieren, um sie wieder sortenrein trennen und recyceln zu können. Die Kennzeichnung kann uns aber auch helfen, diejenigen Plastikverpackungen zu identifizieren, in denen häufiger Schadstoffe vorkommen. Im Inneren eines Dreiecks mit abgerundeten Ecken finden sich verschiedene Zahlen und darunter meist die jeweiligen Wertstoff-Abkürzungen. Die US-Wissenschaftlerin Shanna Swan rät etwa, sich mit folgendem Reim zu behelfen: »4, 5, 1 and 2, all the rest is bad for you.« Auch bei dieser Regel geht es um Wahrscheinlichkeiten, macht Holger Koch von der Ruhr-Universität Bochum deutlich: »Theoretisch können in jedem Kunststoff bedenkliche Additive vorkommen. Wer sich aber an diese Regel hält, dürfte in aller Regel unproblematischere Produkte wählen.« Welche Plastiksorten sich hinter welchen Codes verbergen, sehen Sie in der folgenden Übersicht.

Welche Materialien verbergen sich hinter welchen Recyclingcodes?		
Code	**Nutzung**	**Empfehlung**
01 PET	Polyethylenterephthalat (PET): Wird etwa zur Herstellung von Getränkeflaschen (PET-Flaschen), für Verpackungen oder als Polyester in Textilfasern genutzt.	Sollte vermieden werden, da WissenschaftlerInnen in Getränken aus PET auch endokrine Disruptoren gefunden haben.
02 PE-HD	Polyethylen hoher Dichte (PE-HD): Wird unter anderem für Plastikflaschen, Rohre für Gas und Trinkwasser oder Haushaltswaren sowie für Fasern und Folien eingesetzt.	Gilt nach aktuellem Stand der Forschung als vergleichsweise unbedenklich.
03 PVC	Polyvinylchlorid (PVC): Hart-PVC wird etwa zur Herstellung von Fensterprofilen, Rohren oder Gartenmöbeln verwendet. Weich-PVC enthält Weichmacher, die zu einem elastischen Verhalten des Materials führen. Es wird beispielsweise für Kabelummantelungen, Gummistiefel, Kunstleder, als Teichfolien und Bodenbeläge verwendet.	Sollte gemieden werden. Besonders weiches PVC enthält zum Beispiel gesundheitsschädliche Weichmacher wie Phthalate.
04 PE-LD	Polyethylen niedriger Dichte (PE-LD): Typische Produkte sind Frischhaltefolien, Tragetaschen, landwirtschaftliche Folien, Milchkartonbeschichtungen, Tuben, Müllsäcke oder Schrumpffolien.	Gilt nach aktuellem Stand der Forschung als vergleichsweise unbedenklich.

Code	Nutzung	Empfehlung
05 PP	Polypropylen (PP): Es ist der am zweithäufigsten verwendete Standardkunststoff und wird häufig für Verpackungen verwendet, wie zum Beispiel Joghurtbecher oder Flaschenverschlüsse. Er wird auch für Armaturenbretter in PKWs, für Kindersitze und Fahrradhelme genutzt. Seine Fasern werden zu Heimtextilien, Teppichen, Sporttextilien oder medizinischen Produkten verarbeitet.	Gilt im Allgemeinen als ungefährlich, da für die meisten Anwendungen keine Weichmacher notwendig sind. Achtung bei Polypropylen als Verpackung für gefrorene Lebensmittel: Weil das Material bei Temperaturen unter dem Gefrierpunkt spröde wird, werden Weichmacher zugesetzt.
06 PS	Polystyrol: Wird zum Beispiel für Joghurtbecher oder Styroporschalen genutzt. Auch als Dämmstoff findet er Anwendung.	Da aus dem Kunststoff möglicherweise krebserregendes Styrol freigesetzt werden kann, sollte diese Plastiksorte gerade beim Lebensmittelkontakt vermieden werden. Zudem ist das Recycling schwierig und die Verbrennung problematisch.
07 OTHER	Englisch für »andere«: Hinter diesem Begriff können sich diverse Kunststoffe verbergen. Wie etwa Polycarbonat (PC), Polyamide (PA)oder Acrylnitril-Butadien-Styrol (ABS) oder Ethylen-Vinylalkohol-Copolymer (EVOH)	Da unter dieser Gruppe viele bedenkliche Stoffe zusammengefasst werden, wie etwa Polycarbonat, in dem oft Bisphenole enthalten sind, gilt es, diese Stoffgruppe zu vermeiden.

Code	Nutzung	Empfehlung
40 FE 41 ALU	Eisen/Aluminium: Etwa auf Konserven findet sich dieser Code. Doch Achtung, die Metalle sind innen in der Regel mit Kunststoffen beschichtet.	Konserven sollten vermieden werden, da sie im Inneren mit einer Kunststoffschicht überzogen sind, aus der etwa Bisphenole austreten können.
70 GL 71 GL 72 GL	Glas: Ob Flaschen oder Schraubgläser, hierauf findet sich der Recyclingcode. Doch Achtung: Die Deckel sind in der Regel mit Kunststoffen beschichtet.	Glas selbst ist unbedenklich, problematisch sind häufig die Deckel, die ebenfalls beschichtet sind und aus denen oft Schadstoffe austreten. Auch sie sollten bei fetthaltigem Inhalt wie eingelegten Tomaten oder Pesto besser vermieden werden.

Ich suche die Verpackungen in meiner Küche nach Recyclingcodes ab und finde: ein heilloses Chaos. Da ist Käse mal in PP (5) und mal in Other (07) verpackt, wie der wiederverschließbare Parmesan. Joghurt und Schlagsahne befinden sich in PS (06). Auf vielen Tüten, Schachteln und Dosen ist gar nichts angegeben. Auf manchen finde ich auch bloß ein Dreieck ohne Nummer, auf dem die einzelnen Inhaltsstoffe dann aufgelistet sind oder eine Kombination aus verschiedenen Abkürzungen, deren korrekte Nummer wohl Other (07) wäre. Sie sollten besser vermieden werden.

Nudeln, Rosinen und Kokosraspel befinden sich in einer Verpackung aus PP (05) sowie Gemüsebrühe in C/LDPE (90), also mit Kunststoff beschichtetem Aluminium, diese

Lebensmittel dürften weniger stark belastet sein. Die Dosentomaten in den Konserven FE (40) und das Pesto in GL (70) hätte ich jedoch lieber im Supermarktregal stehen lassen sollen, weil sie vermutlich Schadstoffe enthalten. Anders als Shanna Swan mit ihrer Eselsbrücke würde ich Ihnen auch raten, PET (1) zu meiden, zwar enthält PET vergleichsweise wenige Additive, doch WissenschaftlerInnen haben auch in Getränken aus solchen Flaschen bereits endokrine Disruptoren gefunden.

Doch was ist mit den Linsen, der Butter, der Mayo, der Trockenhefe oder dem Reis? Auf all diesen Verpackungen finde ich keinen Recyclingcode. Welche Stoffe genau in den Verpackungen enthalten sind, bleibt intransparent. So oder so, wenn man mal gar nicht an Lebensmittel ohne Plastikverpackungen gelangen sollte, könnte das eine Möglichkeit sein, zumindest die schlimmsten Kandidaten zu verbannen. Da die Kennzeichnung aber freiwillig ist und offensichtlich auch nicht besonders gewissenhaft ausgeführt wird, bringen mich die Recyclingcodes nicht wirklich weiter.

Spülschwämme, Pfannenwender und Plastikschüsseln aussortieren

Auch in meiner Küche gibt es Optimierungsbedarf: Beim Blick auf meine Spüle lacht mich dann der in grellem Grün leuchtende Spülschwamm an. Ein kurzlebiges Produkt aus Plastik, das bei jedem Spülgang Mikroplastikteilchen in die

Umwelt entlässt. Und nicht nur das – schaue ich genau hin, finde ich die kleinen Teilchen auch am Sieb meines Milchaufschäumers – und sicher landet das ein oder andere dann auch in meinem Magen. Im Schrank finde ich Tupperdosen, beschichtete Pfannen, Rührschüsseln, Pfannenwender und Kochlöffel aus Plastik oder mit Plastik Ummanteltes wie den billigen hellblauen Schneebesen, den ich in einem Billigladen gekauft habe. Da sind Schneidebretter und eine Zitronenpresse aus Plastik – uralt, weil noch von meiner Oma. Außerdem entdecke ich beschichtete Kuchen- und Auflaufformen. Liest man auf Lebensmittelinfo.com über Bedarfsgegenstände, bekommt man ein Bild davon, welche Stoffe sich in Alltagsgegenständen verbergen können. Zwar sind nicht alle Umwelthormone, dennoch beunruhigen sie mich alle. Dort wird gewarnt vor einer Nudelkelle, einem Schaumlöffel und einer Suppenkelle aus Plastik mit den oft krebserzeugenden primären aromatischen Aminen (PAA), vor erhöhten Bleiwerten in Kinderbesteck oder erhöhten Formaldehydwerten in einer Campingtasse aus Bambus.

Natürlich können sich Umwelthormone auch aus Kochutensilien herauslösen und ins Essen übergehen. Vereinfachend gilt: Je säurehaltiger, fetthaltiger und wärmer Lebensmittel sind, desto größer ist das Risiko, dass diese Stoffe in unser Essen übergehen. Doch woraus besteht das kleine Plastikimperium in meiner Küche überhaupt?

Ich räume alles aus den Schränken und stehe vor einem bunten Haufen Plastik. Die Gründe, warum es all dieser Quatsch in meinen Haushalt geschafft hat, sind wohl die gleichen, die auch dafür sorgten, dass Plastik im Allgemeinen omnipräsent ist. Leicht, billig in der Herstellung und meist auch im Verkauf. Langsam rücken aber auch die Nachteile ins Bewusstsein: Es ist nicht besonders hitzebeständig, setzt Giftstoffe frei und beschert uns einen Müllberg, dessen wir nicht mehr Herr werden.

Mein Versuch, auch hier anhand der Kennzeichnungen die schlechten Plastiksorten auszusortieren, scheitert. Nur etwa drei Viertel der Produkte sind überhaupt gekennzeichnet. Doch unzureichende oder gar falsche Angaben sind eher die Regel als die Ausnahme. Eine einzige Dose scheint mir ausführlich gekennzeichnet: Die Symbole ergeben, dass sie für Lebensmittel geeignet sei, eingefroren werden und in der Spülmaschine gereinigt werden könne. Zudem sei sie mikrowellengeeignet und könne bis 100 Grad erhitzt werden, erklären die Symbole.

Auf der Silikonbackform steht zum Beispiel, dass sie zwischen -60 und 200 Grad verwendet werden dürfe. Außerdem finde ich einen Coffee-to-go-Becher, den man mehrfach verwenden kann. Unter dem Becher finde ich das Symbol »MF«, das steht für Melamin-Formaldehyd-Harz. Ein Stoff, der eher nicht für warme, geschweige denn heiße Getränke geeignet ist. Aus Melaminharz können bei Temperaturen von über 70 Grad Celsius gesundheitlich bedenkliche Mengen der krebserregenden Kunststoffe Melamin und Formaldehyd in die Lebensmittel und sogar in die Raumluft übergehen, lese ich. Auch Kochlöffel, Schüsseln, Teller, Schöpfkellen oder Pfannenwender werden aus dem Stoff verkauft. Und das, obwohl das Bundesinstitut für Risikobewertung (BfR) davor warnt, Küchenutensilien aus Melaminharz zum Braten, Kochen oder Erhitzen von Lebensmitteln in der Mikrowelle zu verwenden. Mit Appetit kann ich aus diesem Ding keinen Kaffee mehr trinken.

Auf der beschichteten Pfanne steht rein gar nichts. Dabei sind sie oft mit Kunststoffen beschichtet, die bedenklich sein können, etwa mit PFOA oder ihm verwandten Substanzen. Etwas abgekratzt ist die Beschichtung meiner Pfanne auch schon, das ist kein gutes Zeichen. Über beschichtete Pfannen schreibt etwa die Verbraucherzentrale Bayern: »Bei Temperaturen ab 230°C verfärbt sich die Beschichtung und löst sich zunehmend ab. Ab 360°C leidet nicht nur die Pfanne, sondern auch die Gesundheit.« Zugegeben, etwas gelb verfärbt ist die Beschichtung meiner Pfanne schon. Mir fallen spontan mehrere Momente ein, in denen ich die Pfanne auf dem Herd vergessen hatte und erst vom Geruch des verbrannten Essens daran erinnert wurde, dass da etwas zu heiß vor sich hin brutzelt. Mein Pfannenwender ist aus Plastik hergestellt, auf ihm finde ich gar keinen Hinweis. Bei genauerer Betrachtung sehe ich, dass er unten schon etwas angeschmolzen ist. Längst dürften kleine Teilchen in meinem Mittagessen gelandet sein. Im Netz werden Pfannenwender aus Kunststoffen als besonders schonend für Anti-Haft-Beschichtungen von Pfannen angepriesen. Na toll, dafür kratzt das Plastik dann beständig an meiner Gesundheit, oder wie?

Ansonsten sind da irreführende und offensichtlich falsche Kennzeichnungen. Da sind Gegenstände wie die Rührschüssel, die etwa beim Brotbacken mechanisch stark beansprucht wird. Da sind auch zahlreiche Vorratsdosen, darin Lebensmittel wie Zucker, die über Monate darin lagern.

Zurück bleibt ein mulmiges Gefühl. Nach allem, was ich gelesen habe, habe ich kein Vertrauen mehr, dass ich mit einer Form aus Silikon einen fetthaltigen Kuchen bei 200 Grad backen könnte und keinerlei Schadstoffe in den Teig übergehen. Oder dass mein Backofen auch tatsächlich nur auf exakt 200 Grad erhitzt. Genauso beim Erhitzen von Lebensmitteln in der Mikrowelle, bei längerer Lagerung oder beim heißen Reinigen in der Spülmaschine. Ich entwickle eine Checkliste, anhand derer ich den Plastikwust in meinen Schränken auf ein Minimum reduziere. Sie finden sie im folgenden Kasten. Ich lade Sie ein, machen Sie mit, öffnen Sie Ihre Schränke und prüfen Sie für jedes Teil, ob es bleiben darf.

Meine Küchen-Checkliste: Welche Plastikprodukte sollten weg, welche dürfen bleiben?

1. Abrieb: Wird das Produkt mechanisch stark beansprucht? Dann weg damit! Bei mir sind es die Schneidbretter, eine Apfelreibe und eine Einmalpfeffermühle aus dem Supermarkt mit einem Mahlwerk aus Plastik, die gehen müssen.

2. Hitze: Sind die Produkte Wärme ausgesetzt, etwa beim Kochen, Backen oder Erhitzen in der Mikrowelle? Auch dann besser: Entsorgen! Ich schmeiße den Pfannenwender und den Melaminbecher weg. Auch mein alter Wasserkocher aus Plastik, den ich für alle Fälle noch mal aufgehoben hatte, muss jetzt dran glauben. Die beschichtete Pfanne darf vorerst bleiben, aber sie wird nur noch in Ausnahmefällen eingesetzt. Backpapier wiederum habe ich konsequent verbannt, da es oft mit Silikonen beschichtet ist. Das macht zwar das Abspülen manchmal wirklich nervig, Stichwort: Ofenkartoffeln. So kann ich aber potenzielle Schadstoffe meiden.

3. Frost: Das Gleiche gilt für Kälte: Plastikbehälter sollten nur dann zum Einfrieren von Lebensmitteln benutzt werden, wenn sie entsprechend gekennzeichnet sind, denn nicht alle Plastiksorten können Minustemperaturen aushalten. Polyethylen oder Polypropylen etwa, die mit dem Recyclingcode 05 gekennzeichnet sind, halten nur Temperaturen bis 0 Grad aus. Aber Achtung, unter diesem Recyclingcode findet sich auch Polypropylen-Copolymer, welches wiederum einfrierbar wäre. Ein Dschungel, der schwer zu durchschauen ist.

4. Alternative Nutzung: Wie wäre es, die Plastikdosen einer Nutzung zuzuführen, die nichts mit Lebensmitteln zu tun hat? Etwa als Aufbewahrungsbox für Bastelutensilien oder Schrauben? Funktionieren Sie die Behälter einfach um.

5. Neukauf: Beim Neukauf sollte Plastik künftig nur das allerletzte Mittel der Wahl sein. Viele Plastikprodukte, die uns heute im Supermarkt oder im Kaufhaus angeboten werden, brauchen wir nicht wirklich. Daher beim nächsten Impulskauf Hand aufs Herz: Brauchen Sie den Artikel wirklich, oder kaufen Sie ihn nur, weil er günstig ist oder hübsch ausschaut? Oder gibt es eine bessere Alternative, etwa aus Glas, Keramik, Edelstahl, Emaille oder Porzellan? Kaufen Sie diese, auch wenn sie teurer sein sollte. Häufig heißt der Verzicht auf Umwelthormone auch: Weniger ist mehr! Brauchen Sie wirklich einen Strunkentferner, Eierschneider, Apfelteiler oder Knoblauchschäler? Investieren Sie das gesparte Geld lieber in ein hochwertiges Messer.

Wenn einige Plastikprodukte doch in der Küche bleiben, hier ein paar Hinweise, wie mit ihnen umzugehen ist:

- **Keine Zweckentfremdung:** Benutzen Sie Einmalplastikflaschen oder -dosen nicht für andere Lebensmittel und Getränke wieder.
- **Hitze, Kälte, Fett, lange Lagerdauer vermeiden:** Wie bedenklich ein Stoff ist, hängt auch davon ab, welche Lebensmittel damit verarbeitet oder in ihm gelagert

werden. Sind sie trocken, flüssig oder fetthaltig? Wie lange werden sie gelagert? Trockene Produkte sind weniger bedenklich als fettige. Eine kürzere Lagerdauer ist unproblematischer als eine lange. Weil Hitze die Schadstoffe schneller lösen kann, gilt: kein Erhitzen etwa in der Mikrowelle. Auch auf das Waschen in der Spülmaschine sollten Sie aufgrund der hohen Temperaturen verzichten, das rät der US-Wissenschaftler Leonardo Trasande in seinem Buch Sicker, fatter, poorer. Dann bleibe das Material möglichst lange intakt.

- **Alternativen:** Gibt es eine bessere Alternative etwa aus Glas, Keramik, Edelstahl, Emaille oder Porzellan? Nutzen Sie diese!

Bestandsaufnahme am Arbeitsplatz, im Wohn- und im Schlafzimmer

Würde man das Wohnzimmer des Durchschnittsdeutschen, das die Werbeagentur Jung von Matt alle paar Jahre aufbaut, designmäßig auf den Stand von 2021 bringen, wäre ein grauer Vinylboden in Holzoptik wohl der Bodenbelag der Wahl, dazu Möbel aus Pressspan. Die mit Raufaser tapezierten Wände würden mit Anti-Schimmel- oder Latexfarbe gestrichen, oder es käme gleich abwaschbare Vinyltapete an die Wand. So stelle ich mir das vor.

So schick das manch einer finden mag, in Sachen Chemikalienbelastung ist unsere Einrichtung heute katastrophal. Die meisten Möbelstücke werden aus Pressspan hergestellt, Fußböden bestehen aus verschiedensten Kunststoffen, mitunter riecht es auch Monate nach der Renovierung oder dem Auf- oder Einbauen der Möbel wie in einem neuen Auto. Das liegt an Hunderten potenziell schädlichen Chemikalien, die bei der Herstellung von Möbeln und dem Hausbau verwandt werden. Dämmstoffe, Fugenmörtel und Kleber, Holzwerkstoffplatten, Bauschaum, Bodenbeläge, Farben – die flüchtigen Ausdünstungen konzentrieren sich in gut isolierten Bauten wie in einer Glasglocke. Der Absatz an potenziell problematischen Stoffen ist hoch. So sind zum Beispiel fast drei Viertel der verkauften Bodenbeläge Teppiche, Vinyl, PVC und Laminat. Läuft man durch die Ausstellungsräume großer Möbelunternehmen oder klickt sich durch die Webseiten, sind es viele Pressspanmöbel mit Plastikbeschichtungen, die dort verkauft werden.

Ein Hauptelement des so entstehenden Chemiecocktails in den Wohnungen ist oftmals Formaldehyd, das als Bestandteil von Klebstoffen in fast allen Möbelstücken von heute steckt und auch in Fußbodenbelägen, Dämmmaterialien oder Farben vorkommt. Es dünstet noch lange nach der Herstellung aus und ist krebserregend. Der Stoff ist zwar schon in den Siebzigerjahren in Verruf geraten, wurde 2014 in der Europäischen Union als krebserregend und erbgutverändernd eingestuft, ist aber immer noch in Verwendung.

Weitere problematische Stoffe, die häufig in unseren Wohnungen vorkommen, sind polychlorierte Biphenyle (PCBs), die sehr langlebig sind und früher etwa in Farben oder Fliesenklebern eingesetzt wurden. Dazu Isothiazolinone, die als Konservierungsstoff in vielen Farben verarbeitet werden, um Schimmel zu vermeiden, sowie schwerflüchtige organische Verbindungen (SVOC), wie etwa Pentachlorphenol, Phthalate und Phthalatsubstitute, die sich im Hausstaub ansammeln.

In der Europäischen Union machten WissenschaftlerInnen in Teppichen 59 schädliche Substanzen ausfindig, die sich negativ auf die menschliche Gesundheit und die Umwelt auswirken. Darunter zehn sogenannte »besonders besorgniserregende Stoffe«. *Öko-Test* fand 2017 in jedem zweiten PVC-Boden Weichmacher, die ebenso wie Flammschutzmittel und perfluorierte Chemikalien ihren Weg in Luft, Staub und Umwelt finden. Durch Ausdünstungen und Abrieb gelangen sie in unsere Atemluft. Kaufen wir immer wieder neue Möbel oder Bodenbeläge, holen wir uns also immer wieder neue Schadstoffe nach Hause. Das ist besonders für Kleinkinder, die in Bodennähe krabbeln oder spielen, gefährlich. Daher raten ForscherInnen sogar dazu, erst dann zu renovieren oder neue Möbel zu kaufen, wenn die Kinder mindestens drei Jahre alt sind.

Ich schaue mich in meiner Wohnung um: Auch hier finden sich einige dieser Ikea-Möbel, für die Pressspan beschichtet wurde. Außerdem der PVC-Boden in der Küche, die Fenster aus Kunststoff und ein Dielenboden, der mit einem bedenklichen Lack gestrichen worden sein könnte. Viele Lacke und Farben, mit denen wir unsere Möbel, Fenster oder Fußböden bepinseln, enthalten etwa Lösemittel wie Benzol oder Xylol oder Weichmacher. In Holzschutzmitteln, die oft auch auf im Innenraum genutzten Hölzern aufgetragen sind, wird häufig das Insektengift Permethrin benutzt, das endokrin wirken kann. Ich kann zwar die Möbel auf den Müll werfen, doch mit Fenstern und Fußböden werde ich in der Mietwohnung leben müssen. Da meine Möbel größtenteils aus Familienerbstücken und eBay-Funden bestehen und die Ikea-Möbel älter als fünf Jahre sind, vermute ich, dass die schlimmsten Ausdünstungen schon vergangen sein sollten. Ich beschließe: Sie dürfen bleiben.

Allerdings rückt während der Recherche ein von mir wenig beachtetes Thema in den Vordergrund: die Flammschutzmittel. Sie werden vorbeugend überall dort angewendet, wo sich potenzielle Zündquellen und brennbare Materialien befinden, so soll verhindert werden, dass Gegenstände schnell Feuer fangen. Zugegeben, das sind ja keine schlechten Eigenschaften, und doch wird mir mulmig beim Gedanken daran, dass eine Vielzahl der verkauften Textilien und Polstermöbel damit behandelt sind. Matratzen oder Sofas zum Beispiel werden sogar als »flammhemmend« beworben. Und man wird die Chemikalien ja nicht los, kann die Bezüge in der Regel nicht in die Waschmaschine stecken, sondern muss vielmehr warten, bis sie ausgedünstet sind!

Flammschutzmittel werden außerdem in Kleidung, Vorhängen, Rollos, Bettbezügen, Matratzenschonern, Polstermöbeln, Matratzen, Teppichen und Fußmatten verwendet. In öffentlichen Einrichtungen wie Jugendherbergen, Krankenhäusern, Kinos oder Konzertsälen ist ihre Nutzung mitunter sogar vorgeschrieben. Auch viele Gehäuse von Elektro- und Elektronikgeräten, Kabel, Dämmstoffe und Montageschäume sind damit behandelt.

Es gibt eine Vielzahl verschiedener Chemikalien, die flammhemmend wirken. Viele der Stoffe können endokrin wirksam sein, sie sind gefährlich für die Natur und unsere Gesundheit und oftmals so beständig, dass sie sich in der Umwelt anreichern.

Natürlich ist der Brandschutz wichtig, trotzdem wünschte ich, dass diese Mittel nicht so großflächig in allen Produkten eingesetzt würden. Vermutlich enthalten auch nicht wenige meiner technischen Geräte Flammschutzmittel. Wie viele Stunden am Tag sitze ich an meinem Schreibtisch und halte meine Maus mit der warmen, und zugegebenermaßen auch manchmal etwas feuchten Hand umklammert! Ich lese, dass mit steigender Temperatur auch die Ausgasungsrate aus solchen Geräten steigt. Wie toll, dass fast alle Menschen, die ich kenne, ihre Arbeitsplätze vor den Fenstern eingerichtet haben, um möglichst viel Tageslicht abzubekommen. Besser wäre es indes, Kunststoffgeräte nicht der unmittelbaren Sonneneinstrahlung auszusetzen. Es warten offenbar auch schmerzhafte Entscheidungen auf mich, etwa, ob ich künftig weiterhin von der Sonne beschienen oder im Schatten arbeiten will. Und ja, ich ahne auch schon, vor einigen Veränderungen werde ich kapitulieren. Ohne Maus müsste ich mir einen anderen Beruf suchen. Eine kurze Internetrecherche ergibt, dass es bislang noch keine VisionärIn gegeben hat, der eine Maus aus Holz oder Glas hergestellt hat.

So stark sind unsere Körper belastet

Von überall her wirkt ein Chemikaliencocktail auf unsere Körper ein. Welche Chemikalien tummeln sich schon in unseren Körpern? Ich denke an Dokumentationen im Fernsehen, für die die Reporter nur Schadstoffe aus Plastik im Körper haben dokumentieren lassen und deren Ergebnisse dennoch schockierend waren. Jenke von Wilmsdorff etwa machte im Rahmen seiner Sendung bei RTL ein Plastikexperiment. Schon vor dem Start seines Versuchs hatte er sieben verschiedene Weichmacher im Blut. In einem vierwöchigen Experiment wollte der Reporter möglichst viele Produkte mit Mikroplastik sowie Weichmachern zu sich nehmen. Er verzehrte also vor allem die oben genannten hoch verarbeiteten, fetthaltigen Produkte wie Kokosmilch in Konserven, Essen aus der Mikrowelle, Kaugummi en masse und in der Sonne erhitztes Wasser aus Plastikflaschen. Nach vier Wochen mit zu viel Plastik: Neben anderen Schadstoffen fand man 400-fach erhöhte Weichmacherwerte im Blut des Reporters. Außerdem wurde für die Doku der Urin von Kindergartenkindern untersucht. Im Urin aller Kinder fand ein von RTL beauftragtes Labor Weichmacher und Bisphenole.

Ähnliches lässt sich bei einem Experiment von zwei Pro7-Reportern in der Sendung »Galileo« beobachten. Einer der beiden mied Plastikprodukte, der andere verwendete so viel wie möglich davon. Vor Beginn des Experiments fand man bei beiden bereits erhöhte Werte einiger Weichmacher, Flammschutzmittel oder Bisphenole. Durch das »Überkonsumieren« an Plastik stiegen einige Werte drastisch an, darunter der Weichmacher DINCH, der als Ersatz für Phthalate eingesetzt wird, sowie Bisphenol S, das BPA ersetzen soll. Doch unbedenklicher sind die gefundenen Ersatzstoffe wahrscheinlich nicht.

Nach Monaten der Recherche gehe ich davon aus, dass fast alle Menschen Chemikalien aus Lebensmitteln, Kosmetika und Haushaltswaren in ihrem Blut oder Urin haben. Wer kein toxisches Grundrauschen im Körper hat, dürfte die absolute Ausnahme bleiben, das zeigen auch Dokumentationen wie die oben genannten.

Doch ich will es genauer wissen: Wie repräsentativ ist das? Ich mache mich auf die Suche nach Studien, die die Schadstoffbelastungen in der Bevölkerung untersucht haben. Große Aussagekraft darüber haben wissenschaftliche Untersuchungen, in denen Hausstaub, Blut, Urin oder Plasma von Tausenden ProbandInnen und Haushalten entnommen werden. Wie vergiftet wir schon sind, das versuchen WissenschaftlerInnen immer wieder anhand von diesen sogenannten Human-Biomonitoring-Studien herauszufinden. Dabei wird die Konzentration verschiedener Schadstoffe in Blut-, Urin-, Speichel-, Haar- oder Organproben bestimmt. So lässt sich herausfinden, welche Stoffe von außen in den Körper gelangt sind. Es kann zum Beispiel für einzelne Personen oder ganze Gruppen analysiert werden, wie viel Bisphenol oder Weichmacher in Blut oder Urin vorhanden sind. In Deutschland führt das Umweltbundesamt (UBA) solche Studien seit 1985 durch. Damit die Daten repräsentativ sind, wird ein großer

Aufwand betrieben. Im Abstand von ein paar Jahren werden bei Tausenden Personen aus ganz Deutschland regelmäßig unter anderem Blut- und Urinproben entnommen, die gezielt auf mehrere Dutzend Schadstoffe analysiert werden.

Ab wann ist die Konzentration eines Stoffes so hoch, dass sie bedenklich ist? Dafür haben die WissenschaftlerInnen des Umweltbundesamtes einen Bewertungskatalog entwickelt. Diese Beurteilungswerte geben an, ob eine Belastung noch tolerabel oder ob mit gesundheitlichen Schäden zu rechnen ist. Dabei beschreibt der sogenannte HBM-I-Wert die Konzentration, »oberhalb derer gesundheitliche Wirkungen nach heutigem Stand des Wissens nicht mehr mit ausreichender Wahrscheinlichkeit ausgeschlossen« werden können. Bei einer Überschreitung des HBM-II-Werts ist das Auftreten gesundheitlich bedenklicher Wirkungen zu befürchten. Klar ist aber auch, hier wird jeder Stoff nur für sich betrachtet. Mögliche Cocktaileffekte sind bei diesem Kriterienkatalog nicht berücksichtigt. Für einige ausgewählte Stoffe stelle ich Ihnen im Folgenden vor, wie verbreitet sie in unseren Körpern und denen unserer Kinder sind.

Überbleibsel im Körper

Zwischen 2014 und 2017 hat man mit dem Blut und Urin von 2294 Kindern und Jugendlichen aus 167 deutschen Städten und Gemeinden Schadstoffanalysen durchgeführt. Dabei fand man im Urin von 97 bis 100 Prozent der Kinder und

Jugendlichen elf der 15 im Test untersuchten Phthalat-Metabolite, also der Abbauprodukte der Weichmacher. Dies waren die Phthalate DEHP, DnBP, DiBP, BBzP, DiNP, DIDP, DEP, DMP sowie die für ihren Ersatz entwickelten Ersatzstoffe Hexamoll® DINCH und DEHTP. Das ebenfalls als Ersatzstoff eingeführte DPHP war bei 62 Prozent der Kinder und Jugendlichen nachweisbar. Auffällig ist dabei, dass Kinder stärker mit den meisten Phthalaten und ihren Ersatzstoffen belastet sind als Jugendliche. Jugendliche wiederum sind höher belastet als Erwachsene. Ein Zusammenhang, der sich immer wieder bei endokrinen Disruptoren beobachten lässt.

In anderen Studien derselben Untersuchungsreihe fand man zudem beispielsweise Methylparaben in 97 Prozent der Proben, Ethylparaben in 69 Prozent und N-propylparaben in 31 Prozent der Proben der 3- bis 17-jährigen Teilnehmerinnen und Teilnehmer. In 14 Prozent der Proben waren die Parabenkonzentrationen sogar bedenklich hoch, schreiben die WissenschaftlerInnen. Auch die Abbauprodukte des sehr häufig eingesetzten Duftstoffs Lilial, den ich auch in meinem Haushalt zuhauf entdeckt habe, fand man in allen Kindern. Auffällig war hierbei, dass Mädchen höher belastet waren als Jungen, da sie offenbar mehr duftende Kosmetika verwendeten. Ebenfalls fand man bei sämtlichen Kindern Abbauprodukte der Biozide Methylisothiazolinon und Chlormethylisothiazolinon, die auch Bestandteil meiner Putzmittel sind. Sogar schon längst verbotene Stoffe wie PCBs kommen immer noch bei Kindern und Jugendlichen vor, teils in so hohen Konzentrationen, dass Schäden nicht ausgeschlossen werden können. Auch bei Bisphenol A lagen einige Proben über den sicheren Werten.

Auch für die omnipräsenten Stoffe PFOA und PFOS, also Perfluoroctansäure und Perfluoroctansulfonsäure, wurden bei einigen Proben Werte festgestellt, so hoch, dass Schäden nicht ausgeschlossen werden können. Die beiden chemischen Verbindungen werden aufgrund ihrer schmutz-, fett- und wasserabweisenden Eigenschaften gern zur Herstellung von Allwetterkleidung sowie in Lebensmittelverpackungen, Teflonpfannen, Polstermöbeln, Teppichen und Feuerlöschmitteln eingesetzt. Durchschnittlich lag ein Fünftel der Proben von PFOA über dem HBM-I-Wert. Bei PFOS lagen noch rund sieben Prozent der Proben über dem HBM-I-Wert, obwohl der Stoff bereits seit 2006 in der EU nur eingeschränkt verwandt werden darf. Mit beiden Chemikalien sind die Jüngsten höher belastet als die Älteren. In anderen Untersuchungen konnte man zeigen, dass schon die Muttermilch mit PFOS und PFOA belastet ist.

Spannende Ergebnisse liefert auch eine repräsentative Studie des österreichischen Umweltbundesamtes aus dem Jahr 2011. Von 150 zufällig ausgewählten freiwilligen ProbandInnen in Österreich wurden im Jahr 2009 Blut-, Harn- und Haarproben gewonnen. Die Analysenergebnisse zeigen unter anderem, dass auch hier einzelne Phthalate in nahezu allen Harnproben nachweisbar waren. Auch die Flammschutzmittel polybromierte Diphenylether (PBDE) wurden bei fast allen untersuchten Proben nachgewiesen.

Ich könnte noch viele weitere solche Studien aufführen, das Bild ist überall ähnlich: Fast alle Chemikalien, mit denen wir täglich im Kontakt stehen, oder zumindest ihre Zerfallsprodukte lassen sich in unseren Körpern nachweisen. Einige besonders häufig vorkommende und besonders langlebige Stoffe finden sich oft in bedenklich hohen Konzentrationen. Wie sehr all diese Substanzen uns schaden, das lesen Sie im nächsten Kapitel.

Doch vorher noch ein Hoffnung machender Hinweis: Der Verzicht ist ein Mittel, dem Chemikalienwust zu entkommen. Der »Galileo«-Reporter, der zehn Tage Plastik vermied, konnte fast alle untersuchten Schadstoffe im Körper reduzieren. Ähnliches zeigt auch das sogenannte »Plastik-Experiment« aus dem Jahr 2015. Der NDR begleitete eine siebenköpfige Familie, die konsequent vier Wochen auf Plastik verzichtete. Ergebnis: Die Belastung mit Bisphenol A und Phthalaten ist durchschnittlich um 30 und 80 Prozent gesunken. Drei von fünf Organophosphat-Flammschutzmitteln waren nach dem Experiment unter der Nachweisgrenze. (Mehr wirkungsvolle Vermeidungstricks lesen Sie in Kapitel 9.)

Kapitel 4

Diabetes, Unfruchtbarkeit, Fettleibigkeit, Krebs – so können uns Umwelthormone krank machen

Mit unserer modernen Lebensweise schicken wir unsere Körper Tag für Tag ins Chemielabor und überlassen es ihnen, wie sie damit klarkommen.

Es gibt Hunderte, wenn nicht gar Tausende künstlich hergestellte Chemikalien, die das Hormonsystem stören könnten. Was ich auch tue – ob ich mich dusche, mir ein Spiegelei brate oder auf dem neuen Sofa einen Film schaue –, überall komme ich potenziell mit Giften in Berührung. Das bleibt nicht ohne Folgen: Die Forschung sieht Zusammenhänge mit verschiedenen Erkrankungen und Störungen, zum Beispiel Fettleibigkeit und Stoffwechselstörungen wie Diabetes, Unfruchtbarkeit, Krebs an den Fortpflanzungsorganen, Störungen der Schilddrüse und neurologische Entwicklungsstörungen wie etwa ADHS oder eine Minderung des IQs.

Ich will herausfinden, wie das zu erklären ist und über welche Wege die Hormongifte in unseren Körpern wirken. Haben sie zum Beispiel die Kraft, unsere Gene zu verändern? Weshalb sind sie auch schon in kleinen Dosen schädlich? Auf die wichtigsten zehn Fragen rund um die Auswirkungen von endokrinen Disruptoren habe ich für dieses Kapitel nach Antworten gesucht.

Wieso können Chemikalien das Hormonsystem stören?

Das Hormonsystem steuert fast alle körpereigenen Prozesse, und zwar schon mit dem Beginn des Lebens und der Befruchtung der Eizelle. Sei es das Wachstum unseres Skeletts oder unserer Muskeln, die Ausbildung unserer Geschlechtsorgane, die Verdauung oder unser Stoffwechsel, wie wir uns fortpflanzen oder wann wir geschlechtsreif werden, die Entwicklung unseres Gehirns, die Gehirnaktivität einschließlich unserer jeweiligen Gemütslage, ob wir wach sind oder müde – Hormone sind für fast alle wichtigen Prozesse im Körper entscheidend. Dabei steht das endokrine System in ständigem Dialog mit den beiden anderen Hauptkommunikationsnetzwerken des Körpers, dem Nerven- und dem Immunsystem. Jede Störung der endokrinen Struktur kann somit auch Auswirkungen auf die anderen Systeme haben.

In diese aufs Feinste abgestimmten Abläufe können bestimmte vom Menschen hergestellte Chemikalien schon in kleinsten Konzentrationen eingreifen und die Hormonfunktion stören. Die Moleküle der Chemikalien sind körpereigenen Stoffen zum Beispiel in ihrer chemischen Struktur ähnlich, sodass sie etwa an die Rezeptoren für Hormone andocken und so unerwünschte Wirkungen entfachen können. Der ursprünglich vorgesehene Effekt kann irrtümlich ausgelöst oder blockiert werden. Auch in den Abbau, den Transport oder die Synthese von Hormonen können die endokrinen Disruptoren eingreifen.

Wo genau wirken Hormongifte?

Die Forschenden, mit denen ich spreche, unterscheiden zwischen verschiedenen Wirkweisen von Hormonen. Diese liefern unterschiedliche Angriffspunkte für eine Vielzahl von Hormongiften. In den drei wichtigsten sogenannten »endokrinen Achsen« können kleine Dosen von Umwelthormonen bereits fatale Konsequenzen haben:

- in der Hypothalamus-Hypophysen-Gonaden-Achse, die die Fortpflanzung und Pubertät steuert
- in der Hypothalamus-Hypophysen-Nebennieren-Achse, die viele Aspekte unserer Stressreaktionen lenkt
- in der Hypothalamus-Hypophysen-Schilddrüsen-Achse, die das Schilddrüsenhormon reguliert, das für die

Entwicklung und Funktion des Gehirns, das Wachstum und den Energiestoffwechsel benötigt wird

In wissenschaftlichen Veröffentlichungen spricht man für diese Wirkwege von sogenannten EATS-Wirkungen. Diese Abkürzung bezieht sich auf die englischen Bezeichnungen für: Estrogens (Östrogene), Androgens (Androgene wie Testosteron), Thyroids (Schilddrüsenhormone) und Steroids (Steroide). Hormone können jedoch auch über viele weitere Weisen wirken. So gehören zum Hormonsystem nämlich auch:

- die Proteine im Blutsystem, die die Hormone verteilen,
- die Enzyme, die an der Hormonsynthese, -aktivierung und -inaktivierung beteiligt sind,
- die Membrantransporter, die den Hormonen den Eintritt in die Zielzellen ermöglichen,
- die Hormonrezeptoren selbst (die sich an der Zellmembran, im Zytoplasma oder im Zellkern befinden).

Auch auf all diesen Ebenen können Umweltgifte negative Einflüsse haben. So stören bestimmte endokrine Disruptoren zum Beispiel den Stoffwechsel und sind somit für Erkrankungen wie Diabetes und Fettleibigkeit mitverantwortlich.

Warum sind wir in manchen Phasen unseres Lebens besonders empfindlich?

Schon in den ersten Wochen des Lebens im Mutterleib ist das Hormonsystem essenziell für die Entwicklung eines Babys. Denn bevor sein endokrines System funktionsfähig ist, sind die mütterlichen Hormone für die Entwicklung des Fötus zuständig. Die Ausschüttung der Hormone wird zunächst vor allem über die Plazenta gesteuert. Dort bewirken sie, dass sich Gehirn, Gliedmaßen und Geschlechtsorgane des Babys im Mutterleib ausbilden. Finden nun in diesem empfindlichen Zeitraum endokrine Disruptoren den Weg in den Körper, können die Signale durcheinandergebracht werden. Ganz konkret heißt das: Was Mütter während der Schwangerschaft essen, womit sie sich eincremen oder ob sie sich neue Möbel zulegen, könnte sogar darüber entscheiden, ob ihre Kinder gänzlich gesund auf die Welt kommen.

Viele Schadstoffe und Krankheitserreger kann die Plazenta zwar über ihre Filterfunktion fernhalten, doch einige Substanzen wie etwa Medikamente, Nikotin, Alkohol und Hormongifte können diese sogenannte Plazentaschranke überwinden. Nimmt also die Mutter einen Stoff wie Bisphenol A über die Nahrung auf, ist auch das Kind dieser Chemikalie ausgesetzt. Passiert das in besonders empfindlichen Zeiträumen, etwa während die Organe gebildet werden, können die Mechanismen so durcheinanderkommen, dass es zu kurz-, aber auch langfristigen negativen Auswirkungen kommt. Wird etwa das Fortpflanzungssystem im Mutterleib fälschlicherweise von endokrinen Disruptoren angesprochen, kann das zum früheren Einsetzen der Pubertät führen, das Risiko für Krebsarten wie etwa Brust-, Prostata- und Hodenkrebs erhöhen, die Ausbildung der Geschlechtsorgane beeinträchtigen oder sogar Auswirkungen auf die Fruchtbarkeit haben.

Jene endokrinen Disruptoren, die die Produktion, Verteilung oder Wirkung der Schilddrüsenhormone beeinflussen, können außerdem die Entwicklung und Funktion unserer Gehirne beeinträchtigen. Eine beeinträchtigte Schilddrüsenfunktion gilt heute als mögliche Ursache für neurologische Entwicklungsstörungen. Ob angeborene Fehlbildungen, verminderte Intelligenz, Stoffwechselstörungen wie Typ-2-Diabetes und Fettleibigkeit – all das kann schon in den ersten Wochen der Schwangerschaft negativ von Umwelthormonen beeinflusst werden.

Können endokrine Disruptoren die DNA verändern?

Es klingt unglaublich: Wenn sich ein endokriner Disruptor an bestimmten Rezeptoren festsetzt, kann er verändern, wie der Körper die Informationen unserer Gene, die in der DNA festgeschrieben sind, interpretiert. 48 solcher Rezeptoren sind bekannt. Sie binden Hormone und können somit auch Umwelthormone in den Zellkernen an sich binden. Zum Beispiel Sexualhormone oder das Schilddrüsenhormon heften sich an diese Gruppe, die auch als Kernrezeptoren bezeichnet wird. Sie agieren als sogenannte »Transkriptionsfaktoren«, können also die Geninterpretation, fachsprachlich die Genexpression, steuern. Umwelthormone verändern also nicht die DNA, sondern vielmehr, wie sie zum Ausdruck kommt.

Diese epigenetischen Effekte können sich sogar auf die kommenden Generationen übertragen. Zur Veranschaulichung: Studien zeigen, dass das, was eine schwangere Frau erlebt, nicht nur bei ihr selbst Spuren hinterlässt, sondern auch bei ihrem ungeborenen Kind. ForscherInnen aus Holland, die die Auswirkungen einer Hungersnot im Winter 1944/45 untersuchten, fanden heraus, dass Mangelernährung und Stress während der Schwangerschaft zum Beispiel dazu führen, dass Menschen auf gute Futterverwerter getrimmt werden und sie stressempfindlicher sind.

Auch ein zu hoher Spiegel des Stresshormons Cortisol kann insbesondere während der letzten Wochen der Schwangerschaft die Hirnentwicklung des heranreifenden Kindes stören. Ein kanadisches ForscherInnenteam wollte die Folgen von vorgeburtlichem Stress untersuchen. Die Probandinnen hatten im Januar 1998 den sogenannten Eissturm erlebt. Dabei hatte tagelanger Eisregen die Oberleitungen niedergerissen, es war zu langen Stromausfällen gekommen. Die Forschenden begleiteten die Kinder und stellten fest: Die mütterliche Erfahrung des Stromausfalls war mit der Sprachentwicklung der Kinder verknüpft, mit der Entwicklung ihrer Intelligenz, aber auch ihrem Körpergewicht. Die emotionale Belastung der Mütter führte bei den Kindern außerdem zu verstärkter Ängstlichkeit und zum Teil auch Aggressivität.

Mit modernen Methoden konnten die ForscherInnen nachweisen, dass die Aktivität Tausender Gene bei diesen Kindern verändert ist. Die Umwelt der Mutter nimmt das Ungeborene also über die Hormone und somit wahrscheinlich auch über die ihnen ähnelnden Chemikalien wahr.

Wirken Umwelthormone über mehrere Generationen hinweg?

Haben sich unsere Körper erst mal auf eine äußere Extremsituation eingestellt, können die damit verbundenen Effekte über mehrere Generationen hinweg weitergegeben werden, das zeigen unter anderem Versuche mit Ratten. Kanadische ForscherInnen zeigten, dass Kinder, Enkel, Urenkel und Ururenkel der Tiere zum Teil ähnliche, manchmal aber sogar noch stärkere Ausprägungen aufwiesen. Vier Generationen! Forschende der belgischen Universität Lüttich fanden solche multigenerationalen Effekte auch für endokrine Disruptoren: Den Ratten war dabei im Zeitraum von kurz vor der Geburt bis kurz danach ein Gemisch aus Umwelthormonen verabreicht worden. Dabei waren die Dosen so niedrig, dass sie etwa denen entsprachen, mit denen auch Menschen im täglichen Umfeld üblicherweise konfrontiert sein könnten. In den nachfolgenden Generationen konnten die ForscherInnen Veränderungen feststellen: Die Töchter der exponierten Rattenmütter kümmerten sich seltener um ihren Nachwuchs, etwa durch arttypisches fürsorgliches Leckverhalten. Die

Enkel- und Urenkeltöchter erreichten messbar später ihre eigene Geschlechtsreife und zeigten Unregelmäßigkeiten im weiblichen Zyklus sowie bei der Reifung der Eizellen. Durch epigenetische Veränderungen hat sich die DNA-Aktivität verändert, schlussfolgern die WissenschaftlerInnen.

Solche Multigenerationeneffekte wurden auch für die Enkelkinder von Frauen nachgewiesen, denen während der Frühschwangerschaft Diethylstilbestrol, kurz DES, verschrieben wurde. Das Medikament wurde bis in die 1970er Jahre bei schwangeren Frauen eingesetzt, um etwa Komplikationen während der Schwangerschaft zu verhindern. Die Enkel litten vermehrt unter Fehlbildungen und Entwicklungsstörungen wie etwa ADHS. Auch waren Töchter und Söhne von verschiedenen Störungen an den Fortpflanzungsorganen betroffen. Die weiblichen Nachkommen hatten etwa vermehrt Vaginalkrebs und Schwierigkeiten, schwanger zu werden.

Diese Versuche und Studien zeigen: Sind wir während der Schwangerschaft Umwelthormonen ausgesetzt, kann es nicht »nur« die Mutter und den Fötus betreffen, sondern könnte auch Auswirkungen auf die nächsten Generationen haben. Denn die Keimzellen, also die Vorstufen von Eizellen und Spermien, bilden sich bereits im ungeborenen Kind.

Weshalb können Hormongifte auch in kleinsten Dosen schädlich sein?

Hormone wirken auf die Zielgewebe im Körper in sehr niedrigen Konzentrationen. Wir sprechen hier von einem Teilchen pro Milliarde bis zu einer Billion. Veranschaulicht heißt das: Ein Teil pro Milliarde entspricht der Verdünnung eines Wassertropfens in einem olympischen Schwimmbecken. Ein Teil pro Billion ist ein Tausendstel eines Tropfens, verdünnt im gleichen Volumen. Kurzum: Das endokrine System reagiert extrem empfindlich auf Hormone und somit auch auf die ihnen ähnelnden Umwelthormone.

Manchmal ist es sogar so, dass bei niedrigen Dosen stärkere Effekte im Körper zu beobachten sind als bei größeren Mengen. Das widerspricht dem jahrhundertealten toxikologischen Grundsatz, dass die Wirkung des Giftes mit der Dosis zunimmt. Ich kann gar nicht zählen, wie oft mir diese »Regel« (»Die Dosis macht das Gift«) während meiner Recherche unter die Nase gerieben wurde, als angeblicher Beweis für die Unschädlichkeit endokriner Disruptoren. Dabei ist diese Regel längst nicht mehr allgemeingültig. Hunderte Studien, die etwa die US-Wissenschaftlerin Laura Vandenberg zusammen mit ihren KollegInnen analysiert hat, widersprechen etwa dieser Annahme. Denn die Effekte nehmen nicht immer mit steigender Dosis an Umwelthormonen zu, im Gegenteil, niedrige Dosen von Umwelthormonen können schlimmer sein als hohe.

Es kann außerdem sein, dass Chemikalien vom Körper so verstoffwechselt werden, dass ihre Wirkung noch stärker wird. Ein Team der Schweizer Forschungsanstalt Empa und der Universität Wien konnte das am Beispiel von Zearalenon zeigen, einem östrogenartig wirkenden Schimmelpilz, der häufig Getreide befällt. Bei schwangeren Frauen veränderten bestimmte Plazenta-Enzyme die Stoffwechselprodukte der Ursprungssubstanz derart, dass das Zearalenon eine 70-fach stärkere Hormonaktivität aufwies. Geringe Mengen hatten folglich einen noch größeren Effekt auf das Baby im Mutterleib als angenommen.

Aufgrund dieser Eigenschaften scheint es nicht möglich, Menschen durch festgelegte Grenzwerte ausreichend zu schützen.

Wieso kann der Mix verschiedener Chemikalien besonders gefährlich sein?

Nimmt man verschiedene Stoffe auf, kann es zu »kumulativen Effekten« kommen. Der Effekt von drei Substanzen addiert sich dann auf 1+1+1=3, so beschreiben das Forschende. Es kann gefährlich sein, jede Chemikalie isoliert zu betrachten, denn auch ihre Effekte können sich addieren.

Schlimmer noch, auch sogenannte »synergistische Effekte« gibt es. Das bedeutet, dass ein Gemisch eine Wirkung hat, die sich nicht aus der Dosis-Wirkungs-Funktion jeder einzelnen Chemikalie vorhersagen lässt. Das Gemisch könnte stärker als die Summe der einzelnen Chemikalien, also synergistisch, wirken. Unweigerlich muss ich an die YouTube-Videos denken, in denen Menschen Mentos-Kaubonbons in eine Cola-Flasche werfen und völlig überrascht von der Explosion sind. Entsprechend könnte die Formel 1+1+1 dann zum Beispiel =10 ergeben, da die Umwelthormone im Körper miteinander reagieren können. Theoretisch ist es aber auch möglich, dass 1+1+1 durch eine antagonistische, also schwächere Wirkung, bloß =2 ergäbe.

So zeigte etwa ein deutsch-dänisches ForscherInnenteam mit Beteiligung des Centrums für Reproduktionsmedizin und Andrologie (CeRA) der Uni Münster, dass endokrine Disruptoren schon in kleinsten Konzentrationen die Wirkung weiblicher Hormone im Eileiter imitieren. Die Umwelthormone beeinträchtigen das Schwimmverhalten der Spermien und könnten so mitverantwortlich sein für Fruchtbarkeitsstörungen, die in der westlichen Welt immer häufiger auftreten. Trotz der geringen Konzentration der einzelnen Komponenten reagierten die Spermien sensibel auf Chemikaliencocktails. Die ForscherInnen zeigten, dass die Chemikalien in Kombination ihre Einzelwirkungen nicht nur addierten, sondern sie sich gegenseitig beträchtlich verstärken konnten.

Über Alltagsprodukte nehmen Menschen zwar nur kleinste Mengen verschiedener Umwelthormone auf. Da sich Chemikalien in ihrer Wirkung gegenseitig addieren und verstärken können, wird das Risiko aber unterschätzt.

Warum begleiten uns auch alte Schadstoffe weiter?

Einige Umwelthormone weisen Eigenschaften auf, die es schwer machen, sie jemals wieder von unserer Welt zu verbannen. So sind etwa Dioxine, das Pestizid DDT oder die Industriechemikalie der polychlorierten Biphenyle (PCB) persistent, das heißt, ihre chemischen Verbindungen sind nicht wasserlöslich und somit unempfindlich gegenüber natürlichem Abbau. Solche Giftstoffe reichern sich häufig im Fettgewebe von Mensch und Tier an. Besonders in allen Lebewesen, die am Ende der Nahrungskette stehen, sind diese Stoffe hoch konzentriert – sei es in Eisbären, Adlern oder auch in uns Menschen. Über die Muttermilch können die längst verbotenen Schadstoffe dann an die nächste Generation weitergegeben werden. So finden sich in Muttermilchproben etwa Dioxine, DDT, PCB, Flammschutzmittel wie polybromierte Diphenylether (PBDE), per- und polyfluorierte Alkylsubstanzen (PFAS) oder synthetische Duftstoffe. Koreanische ForscherInnen zeigten sogar, dass die Schadstoffe wieder in den Blutkreislauf freigesetzt werden, wenn Menschen abnehmen. Die Werte für Stoffe wie DDT, Dioxine und PCB stiegen während Diäten stark an. Wenig verwunderlich, denn es vergehen rund 15 Jahre, bis sich die Rückstände von DDT im menschlichen Fettgewebe halbieren.

Welche Erkrankungen lassen sich mit Umwelthormonen in Zusammenhang bringen?

Wenn ich mir vor Augen führe, dass Hormone an der Signalgebung in allen Entwicklungsstadien beteiligt sind, bekomme ich ein Gefühl für die Relevanz dieser Stoffe, deren einwandfreie Funktion ich bislang einfach vorausgesetzt habe. Sei es im Mutterleib, nach der Geburt, im Kindesalter oder der Pubertät – immer stellen Hormone die entscheidenden Weichen. Wenig verwunderlich, dass eine Beeinträchtigung durch endokrine Disruptoren eine Vielzahl von Krankheiten und Störungen begünstigen kann. Ob angeborene Fehlbildungen etwa an den Geschlechtsorganen, Wachstums- und Stoffwechselstörungen wie Übergewicht oder Typ-2-Diabetes, Unfruchtbarkeit, neurologische Störungen, Herz-Kreislauf-Erkrankungen und Krebs in hormonell empfindlichen Geweben wie Brust, Prostata und Hoden – für all diese Leiden gibt es deutliche wissenschaftliche Hinweise, dass endokrine Disruptoren sie befördern können.

Was macht die Beweisführung so schwierig?

Ein ursächlicher Zusammenhang zwischen der Aufnahme von Hormongiften und diversen Erkrankungen und Störungen ist schwierig zu belegen, weil neben Hormongiften noch viele weitere Faktoren mitverantwortlich sein können. Lebensweise und Veranlagung machen die Untersuchung sehr komplex. Wenn sich jemand ungesund ernährt, viel Stress hat und raucht – wie kann man dann zum Beispiel der Ursache für Fettleibigkeit auf den Grund gehen? Zudem liegt häufig ein langer Zeitraum zwischen der Exposition, also dem Zeitpunkt, als ein Mensch mit bestimmten Chemikalien in Kontakt gekommen ist, und dem Auftreten der Erkrankungen.

Eine weitere Herausforderung ist die Tatsache, dass Mensch und Umwelt meistens einem unbekannten Gemisch endokriner Disruptoren aus verschiedenen Quellen gleichzeitig ausgesetzt sind. Das Ausmaß kann also schwer einzelnen Stoffen zugeordnet werden.

Kapitel 5

Wie die Gifte in die Umwelt kommen und wie sie der Tierwelt schaden

Weibliche Meeresschnecken, denen Penisse wachsen. Seesterne, die keine Nachkommen mehr zeugen können. Alligatoren, die mit verkrüppelten Geschlechtsteilen geboren werden. Greifvögel, deren Eier eine viel zu poröse Schale haben, sodass sie weniger Nachkommen aufziehen können. All diese Phänomene ausgelöst durch: Hormongifte. Das sind vier Beispiele aus einer Vielzahl an Untersuchungen der vergangenen Jahrzehnte, die zeigen, dass die vielen Schadstoffe, die die Menschheit in Umlauf bringt, zum massiven Artensterben beitragen.

Wie wir konsumieren und wie wir uns des einmal Konsumierten entledigen, hat Einfluss darauf. Egal ob im Super- oder Elektronikmarkt, im Modegeschäft oder in der Apotheke, jede unserer Entscheidungen für ein bedenkliches Produkt trägt zur Umweltverschmutzung bei, mit der wir Natur und Tieren schaden. Denn mit jeder Konsumentscheidung, mit jedem T-Shirt, jeder Packung Käse und jedem neuen Fernseher können wir dafür sorgen, dass hormonwirksame Chemikalien ihren Weg in die Umwelt finden. In diesem Kapitel lesen Sie, wie es dazu kommt und was Sie selbst dagegen tun können. Sie erfahren etwa, warum der Konsum tierischer Lebensmittel Böden und Grundwasser belastet, warum nur ein kleiner Teil der von uns aussortierten Elektronikartikel ordentlich recycelt wird, warum auch unser Plastikmüll aus der gelben Tonne mitunter in den Meeren am anderen Ende der Welt landet oder weshalb unsere Kläranlagen nicht länger ausreichend dafür gewappnet sind, all die schädlichen Stoffe herauszufiltern.

So verfehlt Deutschland, das sich gern als Vorreiter in Sachen Umweltschutz sieht, seit Jahren viele Ziele zum Schutz der Gewässer der Europäischen Union. Der chemische Zustand unserer Flüsse, Bäche und Seen ist 2015 auf 45 Chemikalien getestet worden und in ganz Deutschland als »nicht gut« befunden worden, schreibt das Bundesumweltministerium auf seiner Website. In allen Gewässern werden die Normen für Schadstoffe wie Quecksilber oder polyzyklische aromatische Kohlenwasserstoffe (PAKs) überschritten. Weil sie den Umwelthormonen schutzlos ausgeliefert sind, leiden besonders Wasserlebewesen, etwa Fische, Amphibien oder Reptilien darunter. Umwelthormone gelangen durch Auswaschung aus der Erde, über den Niederschlag und eingeleitetes Abwasser in die Gewässer.

Auch in anderen Regionen der Welt sieht es nicht besser aus, auch deshalb, weil Unternehmen die Abfälle unserer Gesellschaft exportieren. Sie verschiffen giftigen Müll in ärmere Länder. Länder, die schon mit ihrem eigenen Müll nicht klarkommen. In Kuwait werden Millionen Reifen einfach im Wüstensand deponiert. Egal ob der Nil, der indonesische Citarum oder der Rhein, die Flüsse transportieren Tonnen Plastik in die Weltmeere hinaus. Ein ForscherInnenteam des Leipziger Helmholtz-Zentrums für Umweltforschung fand heraus, dass bis zu 20 Prozent des Plastiks durch fließende Gewässer in die Meere eingetragen wird. Das ist vor allem auf zehn Flüsse zurückzuführen, die meisten von ihnen liegen in Asien. Gerade in Ländern mit weniger strengen Umweltstandards kommen noch Chemikalien hinzu, die Firmen ohne Filterung in die Gewässer ablassen. Zum Beispiel die toxischen Färbemittel, die in unserer Kleidung stecken, töten das Leben in vielen Flüssen in Asien ab. Oder die in der EU verbotenen Pestizide, die von einheimischen Firmen dennoch in andere Länder verkauft werden.

Die Überreste unserer plastifizierten Welt mitsamt den menschengemachten Chemikalien, die wir nutzen, um all die Konsumprodukte herzustellen, haben fatale Konsequenzen für die Umwelt. Dabei ist zu beachten, dass hormonwirksame Stoffe für die Natur meist ein Problem von vielen sind. Wenn Arten aussterben, wirken in der Regel mehrere Ursachen zusammen. Da schwächen dann Chemikalien, Klimawandel, Überfischung, eingeschleppte invasive Arten oder sich stetig verkleinernde Lebensräume gemeinsam Populationen. Das

Fatale an den Umwelthormonen ist, dass schon kleinste Konzentrationen schlimme Auswirkungen haben können, zum Beispiel auf die Reproduktionsfähigkeit der Tiere. Ist eine Art erst einmal irgendwo geschwächt, kann sie sich gerade in Zeiten des Klimawandels und starker Eingriffe des Menschen in die Ökosysteme nur noch schwer erholen.

Langsam wächst bei vielen Menschen das Bewusstsein dafür, dass wir unseren Konsum verändern müssen. Viele erschrecken über die Bilder von vermüllten und von Chemie verfärbten Flüssen oder rauchenden Deponien im Fernsehen oder in der Zeitung, der Schock darüber scheint indes nur kurz zu währen, konsumiert wird so freudig wie nie zuvor. So kauft zum Beispiel jeder Deutsche durchschnittlich 60 neue Kleidungsstücke pro Jahr und trägt sie nur halb so lange wie noch vor 15 Jahren. Während im Jahr 1950 nur 1,5 Millionen Tonnen Plastik hergestellt wurden, werden heute 400 Millionen Tonnen weltweit produziert. Unser Konsum hat so absurde Ausmaße angenommen, dass weite Teile unserer Gesellschaft es in Kauf nehmen, dass Mineralöl aus dem Boden gepumpt wird, es zu einer Raffinerie verschifft, in Plastik umgewandelt, in Form von Besteck gebracht, abgepackt und als Einmalprodukt verkauft wird, statt dass sie zum Picknick im Park eine Gabel oder einen Löffel mitnehmen und nachher abwaschen.

Zwischen dem Wunsch nach Nachhaltigkeit und der Wirklichkeit klafft eine riesige Lücke, das zeigt auch eine Umfrage des Marktforschungsunternehmens Nielsen. 84 Prozent der befragten Deutschen gaben an, ein nachhaltiger Lebensstil sei ihnen wichtig. Die eigenen Ansprüche würden aber häufig nicht umgesetzt, schreiben die ForscherInnen. Das gelte besonders, wenn umweltfreundliche Produkte teurer seien. Letztlich belastet unser Verhalten und unsere Inkonsequenz Böden, Luft und Gewässer, das bedroht viele Arten in ihrer Existenz. Denn Umwelthormone haben längst ihren Weg in die Umwelt gefunden. Wo die massivsten Gefahren lauern, lesen Sie im Folgenden.

Die unliebsamen Überbleibsel aus der Landwirtschaft

Im Sommer 2020 stolpere ich über ein Volksbegehren aus Niedersachsen, das sich für mehr Artenschutz einsetzt und LandwirtInnen unter anderem dazu verpflichten möchte, mindestens fünf Meter entlang von Gewässern nicht zu düngen oder zu spritzen, die Benutzung chemisch-synthetischer Pestizide in Schutzgebieten zu unterlassen und ökologischen Landbau und nachhaltige Bewirtschaftung zu fördern. So weit, so sinnvoll. Auf Facebook rufen dann allerdings einige LandwirtInnen dazu auf, das Volksbegehren nicht zu unterstützen. Wer unterschreibe, »entscheidet sich gegen die heimischen Landwirte«, heißt es in einem Post. Ganz so, als sei ihnen nicht bewusst, was sie da auf ihre Felder spritzen. Das bezweifle ich: Als Kind verbrachte ich viel Zeit mit meinem Großonkel. Er ist heute 85 Jahre alt, seit 25 Jahren in Rente und ein konventioneller Landwirt alter Schule. Ich erinnere mich, wie ich einmal als kleines Mädchen mit ihm ins Feld fuhr, mir einen Maiskolben abpflücken wollte und er mich stoppte: »Das kannst du nicht essen, das ist gespritzt und giftig.« Das ist mir im Gedächtnis geblieben. Ich verstand es damals nicht – unsere Kühe fraßen die Maiskolben doch auch. Meinem Onkel war offenbar schon in den Neunzigerjahren klar, dass es Gift ist, das die Bauern da auf die Felder spritzen und kippen. Ich bezweifle, dass die Landwirte von heute so naiv sind, das zu verneinen. Auch jene nicht, die angeblich nur die heimische Landwirtschaft schützen wollen.

Spritzen bis der Arzt kommt?

Zusätzlich zu den extremen Mengen an Gülle und ihren Beiprodukten müssen Böden und Tiere auch noch mit den Pestiziden aus der Landwirtschaft klarkommen. LandwirtInnen setzen heute eine Menge Spritzmittel ein, um ihre Ernten zu verbessern: Gegen Unkräuter, gegen schädliche Insekten, gegen Pilzbefall bringen sie allein in Deutschland zwischen 27 000 und 35 000 Tonnen pro Jahr aus. Die eingesetzten Gifte sind zahlreich. Niederländische ForscherInnen haben 2018 in ganz Europa Bodenproben genommen. In 83 Prozent davon haben sie mindestens ein Pestizid gefunden, in 58 Prozent sogar zwei chemische Pflanzenschutzmittel und mehr. Die WissenschaftlerInnen warnen vor möglichen Cocktailwirkungen zwischen verschiedenen Spritzmitteln und davor, dass die Pestizide wieder von Pflanzen aufgenommen werden könnten – auch von biologisch angebautem Getreide, Obst und Gemüse. Besonders häufig fanden die ForscherInnen das umstrittene Herbizid Glyphosat und sein Abbauprodukt AMPA sowie Abbauprodukte des in Europa seit Jahren verbotenen Stoffs DDT. Ebenfalls oft und in hohen Konzentrationen vertreten waren Breitbandfungizide wie Boscalid, Epoxiconazol und Tebuconazol. Es gibt Hinweise darauf, dass sie endokrine Disruptoren sein könnten.

Nicht nur Tausende Tonnen Pestizide landen auf den Äckern, auch Biomüll, Schlamm aus den Kläranlagen und tierische Überreste gelangen dorthin. Auf die Felder kommen Millionen Tonnen Gülle, die die Bezeichnung »Dünger« streng genommen nicht verdient haben. Gülle ist oftmals angereichert mit Umweltchemikalien. Es ist ein gewaltiger Preis, den unsere Umwelt dafür bezahlt, dass hierzulande inzwischen mehr Schweine, Rinder oder Hühner gehalten werden, als wir Deutschen überhaupt essen können. Die in Deutschland lebenden rund 25,4 Millionen Schweine und knapp 11,4 Millionen Rinder produzieren so viel Gülle, dass auf deutschen Äckern und Wiesen im Jahr 2015 rund 200 Millionen Tonnen feste und 204 Millionen Kubikmeter flüssige Gülle auf die Felder ausgebracht wurden, darunter auch die Gärreste aus den Biogasanlagen. Würde man diese Abfallprodukte in 1x1-Meter-Blöcken übereinanderstapeln, Kot und Urin würden sich 500 Mal zum Mond und zurück stapeln.

Unter Gülle versteht man eine Mischung aus Kot und Harn von landwirtschaftlichen Nutztieren. In Maßen kann sie sehr nützlich sein, denn sie liefert dem Boden wichtige Nährstoffe wie Stickstoff, Phosphat, Kalium und Magnesium. So können Pflanzen besser wachsen, der Humusgehalt des Bodens wird erhöht. Wird aber zu viel Gülle auf die Felder ausgebracht, werden sie überdüngt: Das führt zu erhöhten Nitratwerten im Grundwasser, ein Stoff, der sich in krebserregendes Nitrit verwandeln kann. In rund einem Fünftel der Grundwasser-Messstellen sind die Nitratgrenzwerte von 50 mg pro Liter 2019 überschritten worden. Weil Deutschland wiederholt gegen die EU-Grenzwerte für Nitrat verstieß und zu wenig für eine Senkung dieser Werte unternahm, wurde Deutschland im Juni 2018 sogar vom Europäischen Gerichtshof verurteilt.

Durch den sogenannten »Gülletourismus« landet auch der Kot von Tieren aus dem Ausland in unseren Böden – etwa aus Holland. Da sich einige europäische Nachbarstaaten anscheinend strenger an die Grenzwerte aus der Düngeverordnung halten und selbst nicht ausreichend Fläche für all ihre Gülle haben, wird sie nach Deutschland importiert. In sogenannten »Güllebörsen« wird der Überschuss aus den tierhaltungsintensiven Regionen an jene Landwirte abgegeben, die überwiegend Ackerbau betreiben. Häufig bekommen sie sogar Geld dafür, dass sie den Dünger annehmen. So wird die Gülle mit Tanklastern sogar von der niederländischen Grenze bis tief hinein nach Mecklenburg-Vorpommern verfrachtet. Es ist so viel, dass viele Böden hierzulande extrem überdüngt sind, besonders betroffen ist Niedersachsen. In ganz Deutschland gibt es Bürgerinitiativen, die gegen das übermäßige Güllefahren protestieren. Nicht nur klagen Anwohner über Gestank, lange Schlangen von Güllelastern an den Feldern oder gereizte Atemwege durch das entweichende Ammoniak. Auch die Kommunen und Kläranlagenbetreiber schlagen Alarm: Die Trinkwasserqualität sei in einigen Regionen Deutschlands längst gefährdet.

Im Kot aus den Ställen finden sich auch Überreste von Medikamenten wie Antibiotika. So führt die massive Menge an Gülle zur Verbreitung von multiresistenten Keimen. Denn in vielen Ställen werden Reserveantibiotika eingesetzt. Das sind Antibiotika, die eigentlich nur in Ausnahmefällen verwendet werden sollen, um die Entstehung multiresistenter Keime zu vermeiden. Setzt man sie im großen Stil ein, landen die Keime, die sich kaum noch mit Medikamenten behandeln lassen, mit den Ausscheidungen der Tiere und den Überresten der Antibiotika ungefiltert auf den Feldern. Einige Medikamente, die in Ställen eingesetzt werden, sind sogar explizit hormonwirksam. So sind laut Bundesamt für Verbraucherschutz und Lebensmittelsicherheit (BVL) in Deutschland derzeit 64 Hormonpräparate für Zuchtsauen zugelassen. Einige werden etwa dafür eingesetzt, dass möglichst der ganze Bestand an Schweinen zur selben Zeit fruchtbar ist und auch alle Muttersauen an den gleichen Tagen ihre Ferkel gebären. »Brunstsynchronisation« nennt sich das, das spart Geld. Die verabreichten Hormone und ihre Abbauprodukte landen dann über die Ausscheidungen auf den Feldern.

So finden Plastikteilchen und Medikamente ihren Weg auf die Felder

Neben den tierischen finden auch menschliche Hinterlassenschaften regelmäßig ihren Weg auf die Felder. Alles, was wir den Abfluss oder die Toilette runterspülen, landet irgendwann in der Kläranlage. Dort wird das Abwasser von Schmutz befreit – übrigbleiben Millionen Tonnen Klärschlamm. Ein Umweltproblem: Sämtliche Abfälle aus der Abwasserbehandlung befinden sich darin, dazu toxische Schwermetalle wie Blei, Quecksilber oder Cadmium, und auch Schadstoffe wie Dioxine, polychlorierte Biphenyle (PCB) oder perfluorierte Tenside (PFT). Dazu kommen Arzneimittelrückstände, Krankheitserreger und Mikroplastik etwa von Feuchttüchern, Wattepads, Tampons, Kondomen oder anderen Dingen, die Menschen unsachgemäß im Abfluss entsorgen. Der Klärschlamm kann also auch diverse hormonwirksame Schadstoffe enthalten. Trotzdem landen noch immer rund 18 Prozent der Überreste aus den deutschen Kläranlagen auf unseren Feldern – dort, wo unsere Lebensmittel angebaut werden.

Doch man muss kein Wattestäbchen die Toilette runterspülen, damit Plastik auf dem Feld landet: Aus jeder Maschine Wäsche, in der Kleidung aus Kunstfasern wie Polyester, Nylon oder Acryl verarbeitet ist, lösen sich kleine Teilchen, auch das findet sich im Klärschlamm. Die Weltnaturschutzorganisation IUCN schätzt, dass auf diesem Wege weltweit zwei bis fünf Millionen Tonnen Mikroplastik in die Umwelt gelangen. Und der Anteil der Kunstfasern an unserer Kleidung wächst. Heute sind nur noch rund 20 Prozent der weltweit produzierten Textilien aus Baumwolle gefertigt. Eine Studie des Fraunhofer-Instituts in Oberhausen geht davon aus, dass jeder Deutsche allein mit dem Wäschewaschen jährlich rund 150 Gramm Mikroplastik im Jahr produziert. Andere Quellen sind sogar für noch mehr verantwortlich: Am meisten Mikroplastik gelangt in Deutschland über den Abrieb der Reifen direkt in die Umwelt, errechneten die Fraunhofer-ForscherInnen. Rund 1200 Gramm Mikroplastik durch Autos, LKW oder Motorräder kommen durchschnittlich auf jeden Deutschen. Regnet es, werden die Chemikalien und Teilchen, die sich auf den Straßen gesammelt haben, in Böden und Gewässer geschwemmt. Da ist aber auch noch das Plastik, das sich im Kompost der Kommunen befindet. Schätzungen der Entsorgungsbetriebe Lübeck zufolge werden in etwa jede zweite Biotonne Glas, Zigaretten und vor allem Plastik geworfen. Der Grenzwert für Komposthersteller, der seit 2017 gilt, lässt Plastikteilchen von knapp 0,2 Prozent des Gesamtgewichts zu. Auf ein Kilo Kompost kommen also immer noch zwei Gramm Plastik. Die Fraunhofer-Forscher schätzen, dass so pro Kopf rund 170 Gramm Mikroplastik entstehen.

Insgesamt käme der Durchschnittsdeutsche unter anderem mit Autofahren, Schuhsohlenabrieb oder Wäschewaschen auf gut vier Kilogramm Mikroplastik jährlich. Insgesamt gelangen hierzulande also laut Fraunhofer-Institut rund 330 000 Tonnen Mikroplastik in die Umwelt. Diese Plastikteilchen zersetzen sich im Boden in Tausende kleine Teilchen, die sich wiederum in immer kleiner werdende Partikel zersetzen.

Zwar können Kläranlagen immerhin rund 95 Prozent des sich im Abwasser sammelnden Mikroplastiks aufhalten, doch auch das ist obsolet, wenn ein Teil des Klärschlamms ohnehin auf die Felder ausgefahren wird. Große Kläranlagen, die das Abwasser von mehr als 50 000 EinwohnerInnen behandeln, dürfen den Klärschlamm zwar nur noch bis 2032 auf die Felder ausbringen, Kläranlagen von 100 000 EinwohnerInnen nur noch bis 2029. Den davon ausgenommenen kleineren Kläranlagen bleibt es jedoch erlaubt. Sie reinigen im Schnitt mehr als ein Drittel der jährlich anfallenden Abwassermenge, verfügen aber über niedrigere Standards und schlechtere Technik. Vereinfacht kann man sagen, je kleiner die Kläranlage, desto weniger sauber wird das Wasser. Auch die verbreitete Art der Verbrennung des Klärschlamms ist übrigens keine unbedenkliche Alternative: Der große Teil des Klärschlamms, der nicht auf den Feldern landet, wird in Anlagen verbrannt, die teils mehrere 100 Kilometer entfernt sind. Dadurch entstehen CO_2-Emissionen, und nach der Verbrennung bleibt giftiger Abfall übrig. Rund 15 Prozent des Ursprungsvolumens bleibt – und wird unter anderem bei der Herstellung von Zementklinkern verwertet.

Trinkwasser in Gefahr?

Selbst im geklärten Wasser bleiben stets Teile der Chemikalien aus Waschmitteln und Kosmetika übrig, die wir Menschen auf die ein oder andere Weise in die Abflüsse gekippt haben, weil die Kläranlagen an all den winzigen Teilchen und Partikeln scheitern. Bei Tests in deutschen Flüssen und Seen fanden WissenschaftlerInnen des Umweltbundesamtes zum Beispiel 150 verschiedene Medikamente. Besonders häufig finden sich die Hormone der Antibabypille, Schmerzmittel wie Diclofenac, Blutdrucksenker und Antibiotika. Sie gelangen überwiegend über unsere Ausscheidungen ins Abwasser. Nahezu flächendeckend und ganzjährig werden die Medikamente etwa im Bereich von Kläranlagen, aber auch in Bächen, Flüssen und Seen und sogar im Grund- und vereinzelt im Trinkwasser nachgewiesen. Eine Problematik, die sich in den kommenden Jahren weiter verschärfen dürfte: Die alternde Gesellschaft hat einen höheren Pro-Kopf-Bedarf an Medikamenten. Die hierzulande üblichen drei Klärstufen reichen nicht aus, um wirklich alle Stoffe zu entfernen. Eine vierte Klärstufe, die für reineres Wasser sorgen würde, scheitert bislang vor allem an der Frage, wer die Kosten trägt. Derzeit wird diskutiert, ob man die Arzneimittelhersteller gemäß dem Verursacherprinzip in die Pflicht nehmen oder die Kosten mit steigenden Gebühren auf die Bevölkerung umlegen sollte.

Kurzum: All die zugeführten Schadstoffe werden irgendwann, sind sie erst mal in der Natur, aus den Gesteinsschichten ausgeschwemmt und versickern im Oberflächen- und Grundwasser. Für die Tierwelt und auch für uns Menschen ist das fatal: Nur intakter Boden wirkt als Wasserfilter und -speicher. Nach und nach versickert das Wasser in tiefere Schichten und wird Grundwasser. Dieses wird vielerorts als Trink- und Brauchwasserquelle genutzt. Die Rückstände aus Gülle, Kompost und Klärschlamm können sich im Boden anreichern und gelangen über Pflanzen, Tiere und Grundwasser zurück in die Nahrungskette.

Umso dramatischer erscheint dieser Umstand, wenn man sich vor Augen führt, dass bis 2030 jeder zweite Mensch weltweit keinen ausreichenden Zugang zu Wasser haben dürfte, wie Ban Ki Moon, der ehemalige Generalsekretär der Vereinen Nationen, es ausdrückte. Nach zahlreichen trockenen Sommern wird auch hierzulande in einigen Regionen bereits das Wasser knapp.

Mit unserem Müll exportieren wir Probleme

Der Glaube hält sich, Deutschland sei Vorreiter in Sachen Müll. Doch der Schein trügt – mitunter landet das, was wir in gutem Glauben in den Gelben Sack sortiert haben, sogar in der Natur. Die Abfallmenge stieg laut Statistischem Bundesamt zuletzt auf 417 Millionen Tonnen, mehr als ein Zehntel besteht allein aus Siedlungsabfällen, das sind alle Abfälle privater und gewerblicher Art, die in einer Siedlung anfallen.

Das macht pro Kopf 457 Kilo Haushaltsabfälle. Dazu kommen 187 Kilo Sperrmüll. Zusammen kommt man also pro Kopf auf 609 Kilo. Damit liegen wir rund 100 Kilo über dem EU-Durchschnitt. Offiziell werden rund 80 Prozent der Abfälle in Deutschland »verwertet«, das klingt nicht schlecht. Schaut man sich die Zahlen genauer an, erkennt man, dass »verwertet« auch heißt, dass der Müll verbrannt oder mit unklarem Verbleib exportiert wird.

Müll wird etwa in Müllverbrennungsanlagen oder Zement- oder Kohlekraftwerken verbrannt, um daraus Strom zu erzeugen. So entsteht Energie: Nach Angaben der Verwertungsbetriebe AVA Augsburg entspricht eine Tonne Müll rund 250 Litern Heizöl. Doch die Sache hat einen Haken: Auch nach der Verbrennung bleibt giftige Asche übrig, die mit Metallen und krebserregenden Stoffen angereichert ist. Pro Jahr müssen 350 000 Tonnen solch giftiger Stäube aus den Filteranlagen unter hohen Sicherheitsbedingungen in Salzlösungen verflüssigt werden. In Silos oder Säcken werden sie hierzulande in ehemaligen Bergwerken eingelagert. Bislang gilt diese Art der Lagerung zwar als sicher, doch wer kann garantieren, dass wir diese Gifte nicht in hundert Jahren wieder ausbuddeln und entsorgen müssen? Hinzu kommen pro Jahr fünf Millionen Tonnen sogenannter Schlacken. Das sind feste Bestandteile, die am Ende der Müllverbrennung übrig bleiben. Eine Million Tonnen davon wurde zuletzt allein als Ersatzbaustoff in Lärmschutzwällen und im Straßenbau verwendet. Das ist keine sichere Lagerung: Je älter die Baustoffe werden, desto poröser und rissiger werden sie mit der Zeit – so steigt auch die Wahrscheinlichkeit von bedenklichen Auswaschungen.

Rund sechs Millionen Tonnen Kunststoffabfälle fielen in Deutschland zuletzt an. Rund eine Million Tonnen, ein Sechstel des gesamten deutschen Kunststoffabfalls, verkaufen deutsche Firmen jedes Jahr als »Rohstoff« ins Ausland. Nach Malaysia geht der größte Anteil, nachdem China 2018 einen Importstopp für Plastikabfälle verhängt hat. Danach folgen die Niederlande mit 13 Prozent, dann Hongkong, Polen, Tschechien, die Türkei und Indien. Ein Teil des Plastiks wird dort zu Granulat verarbeitet. Doch was passiert mit dem anderen Teil, jener, der stark verschmutzt ist oder sich nicht mehr sortenrein trennen lässt? Recherchen zeigen, dass ein nicht unerheblicher Teil auf wilden Müllkippen landet oder verbrannt wird. Ein kleiner Teil des Plastiks gelangt mal absichtlich, mal unabsichtlich ins Meer – und damit direkt in die Umwelt. Kommen die Stoffe erst mal in Länder wie etwa Malaysia, Vietnam oder Thailand, dann ist das Risiko groß, dass es zu »Lecks« in die Umwelt kommt, das haben irische WissenschaftlerInnen herausgefunden. Finanzielle Mittel, Umweltstandards und Kontrollen sind dort spärlicher. Da ist es kaum verwunderlich, dass dies GeschäftemacherInnen anlockt und dass BewohnerInnen darüber klagen, dass stinkende Giftwolken aus Verbrennungsanlagen durch Wohnsiedlungen ziehen und Grenzwerte nicht eingehalten werden. Die irischen ForscherInnen fordern, dass europäische Gemeinden und Abfallentsorgungsunternehmen dafür verantwortlich gemacht werden müssen, was mit unserem

Abfall am anderen Ende der Welt tatsächlich geschieht. Bis dahin dürfte man in Ländern des Globalen Südens weiterhin Plastikmüll aus Deutschland finden, mit Aufschriften wie »Speisekartoffeln – vorwiegend festkochend« oder »Kinder Em-Eukal. Wildkirsche«, wie ReporterInnen der *Süddeutschen Zeitung* berichteten.

Manchmal kommen in diesen Ländern sogar Container voller Müll an, ohne Absender, ohne Abnehmer vor Ort. Hunderte herrenlose Container lagerten etwa im Port Klang in Malaysia, wie die *ZEIT* berichtete. Der Müll kommt aus den USA, aus Großbritannien und auch aus Deutschland. Eine beängstigende Seite der Globalisierung. 2019 forderte Kambodscha die USA und Kanada auf, den dort angelieferten Müll zurückzunehmen. 2020 warnte sogar Interpol vor der »Müll-Mafia«. Reguläre Entsorgungsunternehmen würden zunehmend von Verbrecherorganisationen als Deckmantel für ihre illegalen Müllexporte missbraucht, heißt es im Bericht.

All das ist absurd: Wir brüsten uns mit hohen Verwertungsquoten und verschiffen unseren Müll in ferne Länder. Wir erwarten, dass sie damit klarkommen, schaffen es aber selbst nicht mal. Es ist Zeit zu erkennen, dass wir die Kontrolle verloren haben, wenn wir sie überhaupt jemals hatten. Ein erster Anfang wäre, den exportierten Müll nicht pauschal als recycelt in die Statistik einfließen zu lassen. Denn nur bei rund 17 Prozent der in Deutschland entstehenden Kunststoffe gilt laut einer Studie von Conversio als sicher, dass sie recycelt wurden. Bei exportierten Kunststoffabfällen wird nicht kontrolliert, was genau mit ihnen passiert, das geht aus der Antwort einer Schriftlichen Frage der Grünen an die Bundesregierung im Jahr 2019 hervor. So kommt es vor, dass der Müll etwa in Ländern des Globalen Südens notdürftig vergraben oder verbrannt wird oder er gar einfach irgendwo liegen bleibt. Das Plastik zersetzt sich in kleine Teilchen, fliegt durch die Luft, lagert sich in der Erde ab, schwimmt in Seen, Flüssen, im Meer – und gelangt irgendwann in andere Teile der Welt. Auf diese Weise ist unter anderem der größte Müllstrudel der Welt entstanden, der »Great Pacific Garbage Patch« im Nordpazifik. Auf einer Fläche von rund 1,6 Millionen Quadratkilometern sammelt sich Plastikmüll.

Darf es ein noch größerer Fernseher sein?

Auch beim Elektroschrott sind wir mit rund zehn Kilo pro Kopf pro Jahr Spitzenreiter. UN-Berichte zeigen, dass die weltweiten Elektronikabfälle von 34 Millionen Tonnen im Jahr 2010 auf 50 Millionen Tonnen im Jahr 2018 gewachsen sind. Im europäischen Vergleich sind es die Deutschen, die am meisten Elektroschrott produzieren, zeigen Daten von Eurostat. Nur 800 000 Tonnen Elektromüll aus Deutschland landen jedes Jahr im hiesigen Recyclingsystem. Was mit den restlichen 1,2 Millionen Tonnen passiert, weiß man nicht so genau. Sie verschwinden wahrscheinlich nach Afrika und Asien.

Dabei ist das eigentlich verboten: Um zu verhindern, dass kaputte Elektrogeräte in Entwicklungsländern zu Giftschrott werden, hat die Bundesregierung den Export in Staaten verboten, die nicht der OECD angehören. So steht es im deutschen Elektro- und Elektronikgerätegesetz aus dem Jahr 2005. In der Basler Konvention, einem internationalen Umweltabkommen, hat sich Deutschland schon 1995 verpflichtet, beim Handel mit gefährlichen Abfällen gewisse Regeln einzuhalten. So müssen die Herkunftsländer sicherstellen, dass der Müll in den Empfängerländern nicht die menschliche Gesundheit oder die Umwelt gefährdet. Ansonsten muss der Export in das Land reguliert oder sogar untersagt werden. So weit die Theorie. In der Praxis wird dieses Gesetz einfach umgangen, etwa indem Schrott als »Wertstoff« deklariert wird.

Alte Fernseher, Computer oder Radios werden dann in der Regel ganz ohne Schutzvorkehrungen ausgeschlachtet. Um an die kostbaren Rohstoffe wie Kupfer oder Gold zu kommen, wird das umliegende Plastik mithilfe von Säuren weggeätzt oder verbrannt. Unzählige Schad- und Giftstoffe gelangen auf diesen Wegen in Böden, Gewässer, Luft – und die menschlichen Körper. Jene Frauen, die auf den illegalen Deponien arbeiten, haben häufiger Fehl- und Frühgeburten. Ihre Kinder haben häufiger ein geringes Geburtsgewicht und Gendefekte.

Dafür sind wir mitverantwortlich. Die Nutzungsdauer verschiedener elektronischer Geräte nimmt seit Jahren eklatant ab. Während Röhrenfernseher früher jahrzehntelang ihren Dienst taten, halten Flachbildfernseher heute nur noch rund vier bis fünf Jahre, zeigen Analysen der GfK aus dem

Jahr 2016. Für diesen Trend gibt es zwei Gründe: In immer kürzerer Zeit sind unsere Produkte überholt, es werden also Geräte ersetzt, die noch funktionieren, weil sie nicht mehr dem neuesten technischen Stand entsprechen. Zum anderen halten viele Geräte auch schlicht nicht mehr so lange. Schaut man sich zum Beispiel alte, solide gebaute Staubsauger, Kaffeemühlen oder Waschmaschinen an – die Preise für solche Produkte namhafter Hersteller aus den Achtzigerjahren oder früher sind auf eBay überraschend hoch. So hoch, dass es günstiger wäre, sich ein Produkt von heute zu kaufen. Dass Menschen sie dennoch wählen, verrät, wie unzufrieden sie mit der Lebensdauer der Geräte von heute sind.

Selbst wenn man wollte, wird es einem schwer gemacht, langlebige Produkte zu finden und sie auch wieder zu reparieren. Produkte werden sogar so produziert, dass sie möglichst schnell kaputtgehen. Sie haben Sollbruchstellen. Das französische Verbrauchergesetzbuch definiert diese sogenannte »geplante Obsoleszenz« als »Gesamtheit aller Maßnahmen eines Inverkehrbringers, die darauf abzielen, die potenzielle Lebensdauer eines Produkts absichtlich zu verkürzen, um dessen Austauschrate zu erhöhen«. Seit 2015 stellt Frankreich das unter Strafe. Nicht so Deutschland. All diese Gründe führen dazu, dass wir immer mehr Elektroschrott exportieren, obwohl die meisten von uns die Bilder von den Müllhalden kennen dürften, wie jene in Agbogbloshie im ghanaischen Accra. Müll, so weit das Auge reicht, giftiger Nebel in der Luft – doch arbeiten hier Menschen, darunter erschreckend viele junge, und weiden ihre Tiere.

Die vergessenen Müllhalden um die Ecke

Wer meint, Müll in der Natur hätten nur die anderen, irrt. Hierzulande gab es bis vor wenigen Jahrzehnten Abladeplätze für Müll jeglicher Art. Schätzungsweise 80 000 inzwischen in Vergessenheit geratene Mülldeponien sollen allein in Deutschland betrieben worden sein. Bekannte erzählten mir, dass sie und viele andere aus unserem Dorf in einer Kuhle im Wald ihre alten Autos »entsorgten«. Bis zum Verbot in den Siebzigerjahren ist so manche Umweltsünde einfach unter etwas Erde gelandet. Auf alten Müllkippen sieht es oberflächlich harmlos aus, dort wächst zum Beispiel Weizen, oder es weiden Schafe. Manchmal erinnern noch Entlüftungsrohre an die Vergangenheit. In den Deponien und Halden fanden damals Haushaltsabfälle genauso Platz wie Altöl, ausrangierte Autos, Batterien, Fernseher, Kühlschränke. Getrennt oder dokumentiert wurde nichts. So weiß heute niemand so genau, welche Gefahren von den ehemaligen Deponien ausgehen, geschweige denn, wo genau sie überhaupt liegen. Anders als damals angenommen löst sich der Müll eben nicht nach 15 bis 20 Jahren auf. Mit der Zeit hören die Zersetzungsprozesse sogar fast auf – aus Mangel an Sauerstoff. In einer Deponie in der Schweiz fanden Wissenschaftler bei einer Bohrung in 15 Metern Tiefe noch gelbes Heu und sogar einen Skipass aus Papier von 1968. Man stelle sich einmal vor, wie gut erhalten Plastik im Vergleich sein muss. Sicher gelagert ist der Müll jedenfalls nicht. Einige Deponien lecken, es treten Fäulnisgase wie Methan aus. Manchmal kommt der Abfall auch wieder an die Oberfläche, weil der Regen die obere Erdschicht weggeschwemmt hat. Auch unter der Erde entsteht ein Giftcocktail, dessen Auswirkungen nicht abzuschätzen sind. Man denke nur einmal an die enormen Mengen inzwischen verbotener Stoffe wie FCKW, die dort noch enthalten sein dürften.

Schlimmer noch, illegale Müllabladungen, teils im großen Stil, gibt es heute noch. Kriminelle betreiben mitten in Deutschland Müllhalden, zeigen etwa Recherchen des Y-Kollektivs und des Journalisten Michael Billig aus dem Jahr 2021. Rund 150 solche Orte mit insgesamt mehr als drei Millionen Tonnen Müll sind allein in Brandenburg bekannt. Auf ihnen lagern etwa alte Reifen, Bauschutt, Klärschlamm, Asbest, Krankenhausmüll oder Plastikreste und verschmutzen die Umwelt. Die Gemeinden scheinen machtlos, die Strafen fallen, wenn überhaupt welche verhängt werden oder jemand verantwortlich gemacht werden kann, niedrig aus. Oft genug bleiben sie selbst auf den Entsorgungskosten in Millionenhöhe sitzen.

Dieser Missstand macht mich wütend. Wir sind eines der reichsten Länder der Welt und geben unsere Verantwortung für unsere Abfälle aus der Hand. Dabei hätten wir das Geld und das Wissen, es besser zu machen.

Die Folgen für die Tierwelt

So kommt es, dass sich heute in den entlegensten Winkeln der Erde Chemikalien und Plastikpartikel finden. Waschen sich Chemikalien zum Beispiel aus Deponien aus, werden chemische Pflanzenschutzmittel ausgebracht oder Klärschlamm und Gülle mit Medikamentenrückständen und Plastikpartikeln ausgefahren, werden diese Stoffe über den Wind, Gewässer oder das Grundwasser weiter verbreitet.

Allein das Plastik: Ein wesentlicher Teil der Strände besteht heute aus Kunststoffabfall, der von UV-Strahlung, Wind und Wetter zu kleinsten Teilchen zerschmirgelt wurde. In den Alpen schneit es Mikroplastik, zeigten ForscherInnen des Alfred-Wegener-Instituts in Bremerhaven. Selbst auf einsamen Eisschollen in der Arktis fanden sie in Schneeproben kleinste Plastikteilchen. Südfranzösische WissenschaftlerInnen vom Institut Ecolab in Castanet-Tolosan entdeckten, dass sich die Plastikteilchen nicht nur durch Wasser und Wind verbreiten, sondern sie auch in die Atmosphäre aufsteigen und von dort wie Vulkan- oder Saharastaub in entlegene Regionen transportiert werden. Ein großer Teil des Mikroplastiks schwebt in Form winziger Partikel im Wasser und gelangt in die dort lebenden Tiere. Chilenische ForscherInnen fanden die Teilchen in 97 verschiedenen Arten: unter anderem 20 Fischarten, 53 Seevögelspezies, 19 verschiedene Meeressäuger und fünf Arten von Meeresschildkröten. Dazu kommen noch zahlreiche Chemikalien, die durch den Menschen den Weg in die Umwelt gefunden haben – und die auch gern an Mikroplastik anhaften. So zeigten WissenschaftlerInnen der Hamburger Hochschule für Angewandte Wissenschaften, dass Plastikteilchen etwa drei bis vier Mal stärker belastet sind als das sie umgebende Sediment. Allein diese Handvoll an Beispielen zeigt bereits, dass Tiere den Giften schutzlos ausgeliefert sind. Und das, obwohl man schon lange weiß, wie schädlich die menschliche Chemikalienorgie ist, die seit den Vierzigerjahren so richtig in Gang kam.

Es war in den Sechzigerjahren, als die Zoologin und Autorin Rachel Carson für ihr Buch *Silent Spring* zusammentrug, welche Auswirkungen Pestizide auf die Tierwelt hatten. Im Clear Lake, einem See in Kalifornien, starben massenhaft Renntaucher. Die Population der fischfressenden Vögel hatte sich drastisch reduziert, stellte sie fest. Die Ursache: Weil die Mücken die SeebesucherInnen störten, hatten die Menschen in drei verschiedenen Jahren von 1949 bis 1957 DDD, ein dem DDT verwandtes Pestizid, in den See eingeleitet. Die Konzentration des einen Teils DDD zu 50 Millionen Teilen Wasser sei unbedenklich, so dachte man damals. Schnell nach der Behandlung fand man keine Spuren des DDDs mehr im Wasser. Abgebaut hatte sich das Pestizid aber nicht. Vielmehr hatte es sich angereichert, und zwar in Algen, Fischen, Vögeln oder Fröschen. Die Chemikalie hatte offenbar die Fruchtbarkeit und die Entwicklung der Tiere gestört. Sie reicherte sich im Fettgewebe an und sorgte für das Sterben der Renntaucher, die die vergifteten Fische fraßen.

Auch in Deutschland stellte man Ähnliches fest. Die Bestände von Greifvögeln, insbesondere von Wanderfalken, reduzierten sich in den Fünfzigerjahren drastisch. Eine Hauptursache: Sie fraßen mit hormonell disruptiven Pestiziden belastete Beute, was dazu führte, dass die Eier der Nachkommen immer brüchiger wurden. Auch bei vielen weiteren Arten, etwa Seehunden, Seeschwalben und Wellhornschnecken, konnte man die Auswirkungen von Pestiziden feststellen.

Rund 25 Jahre später entdeckte die Pharmazeutin, Süßwasserökologin und Toxikologin Theo Colborn, dass es auch bei Fischen und Amphibien in den Great Lakes im Norden der USA Störungen bei der Geschlechtsdifferenzierung gab. Seit dem Zweiten Weltkrieg bis in die Neunzigerjahre hatte man aus den riesigen Industriekomplexen allerhand Chemikalien in die größten Süßwasservorkommen der Erde geleitet. Man nahm an, dass sie sich von selbst wieder abbauen würden. Ein fataler Trugschluss: Colborn fand heraus, dass bei Fisch-, Vogel-, Reptilien- und Säugetierarten die Jungen starben oder sich nicht mehr normal vermehren konnten. Alle betroffenen Arten waren Räuber, die sich oder deren Beute sich von Fisch ernährt hatte. Endokrine Disruptoren wie PCB, Dioxine und diverse Pestizide hatten Krankheiten wie Schäden an den Organen, Missbildungen oder Probleme bei der Fortpflanzung ausgelöst.

Weiterhin sind da Alligatoren im Lake Apopka in Florida in den Achtzigerjahren, bei denen nur noch aus 15 Prozent der gelegten Eier Jungtiere schlüpften, im Vergleich zu den üblichen 60 Prozent. Männliche Alligatoren hatten zum Teil verkrüppelte Geschlechtsorgane oder Anlagen für männliche und weibliche Sexualorgane, ausgelöst durch einen Industrieunfall, bei dem das hormonwirksame Dicofol in den See gelangte. Bei Seevögeln fand man unter- oder fehlentwickelte Sexualorgane, ursächlich war PCB, das sich in hohen Konzentrationen im Gewebe nachweisen ließ. In England stellte man bei Forellen, die im Umfeld von Kläranlagen lebten, fest, dass sie, wie üblicherweise ausschließlich die weiblichen Tiere, Dottereiweiß bildeten. Ausgelöst wurde dies wahrscheinlich durch Abbauprodukte von Alkylphenolen, die zum Beispiel in Wasch- und Reinigungsmitteln enthalten sein können. DDT, das vielerorts verbotene Insektizid, sorgte für einen Rückgang der Populationen vieler Raubvogelarten, wie etwa dem Weißkopfseeadler. PCB, das bis in die Achtzigerjahre verwendet wurde, hat für den Rückgang des Ostsee-Robbenbestandes gesorgt, da die Tiere eine Fortpflanzungsstörung entwickelten. Das 2010 in Deutschland verbotene Tributylzinn (TBT), das etwa für den Anstrich von Schiffsrümpfen verwendet wurde, führte dazu, dass weibliche Meerestiere männliche Geschlechtsorgane ausbildeten. Diese Aufzählung von unter hormonverändernden Chemikalien leidenden Arten ließe sich fortsetzen.

Die Verbote trugen dazu bei, dass sich die Bestände erholt haben. Verschwunden sind die Gifte deshalb aber noch lange nicht! Zudem gilt: Einmal freigesetzt, sind solche langlebigen Chemikalien kaum noch aus der Umwelt zu entfernen. Sie reichern sich in der Natur an, in den Organismen, in der Nahrungskette, in Böden, Gewässern und in den Sedimenten – und gelangen schließlich über das Grundwasser wieder zurück in die Nahrungskette. Einmal in das Nahrungsnetz gelangt, können sie von Organismus zu Organismus weitergegeben werden – von der Mutter zum Kind und vom Gefressenen zum Fressenden. Das, was damals in die Umwelt geleitet wurde, ist zum großen Teil noch immer da. Viele Tiere werden noch immer schleichend vergiftet. So fanden beispielsweise WissenschaftlerInnen im Jahr 2020 bei Untersuchungen im Auftrag des Niedersächsischen Landesamtes für Verbraucherschutz an Fischen aus niedersächsischen Flüssen in allen Proben PFOS und PFOA, PCB, Dioxine, DDT – einige Stoffe zum Teil in bedenklich hohen Konzentrationen.

Chemikalien, die heute genutzt werden, gelten als weniger schädlich. Doch das lässt sich bei der schieren Masse an Chemikalien, die wir nutzen, gar nicht ausreichend abschätzen und testen. Das hat fatale Konsequenzen für die Tierwelt: Chinesische Forscher haben 113 Studien an Nagetieren untersucht und fassten in ihrer Review zusammen, dass die Exposition gegenüber endokrinen Disruptoren im Uterus oder in den Milchdrüsen unter Laborbedingungen die Fortpflanzungs-, Immunologie-, Stoffwechsel-, Neuroverhaltens- und Wachstumsphysiologie der Nachkommen bis zur vierten Generation schädigen kann. Weitere Tierstudien zeigen Zusammenhänge mit vielen zusätzlichen gesundheitlichen Auswirkungen, darunter Lern- und Verhaltensprobleme, frühere Pubertät, Unfruchtbarkeit, Brust- und Prostatakrebs oder Fettleibigkeit.

Das sind Krankheitsbilder, die man auch beim Menschen findet. Das gesamte Ausmaß des Artensterbens in den vergangenen 100 Jahren war massiv. Ein Einflussfaktor sind Chemikalien mit hormonähnlicher Wirkung. Jährlich gehen nach Schätzungen der Fachzeitschrift *Science* von den fünf bis neun Millionen Tierarten weltweit 11 000 bis 58 000 verloren. Um unsere Tiere und unsere Umwelt zu schützen, müssen wir auch sorgsamer mit Chemikalien und Müll umgehen – weltweit. Und natürlich gilt das nicht nur für uns KonsumentInnen, sondern auch für die Betriebe, die unsere Produkte herstellen.

Was uns die Reproduktionsprobleme und Entwicklungsstörungen in der Tierwelt seit den Fünfzigerjahren alarmierend vor Augen führen, sollten wir uns zu Herzen nehmen. Der Mensch ist Teil der Natur und kann nur durch sie leben. Wir sind genauso verletzlich wie die Tierwelt, auch wenn wir uns oftmals in Hybris darüber erhaben fühlen. In einem ersten Schritt zum Schutz von Tier- und Umwelt können VerbraucherInnen in ihren täglichen Konsumentscheidungen umdenken. Für die großen Veränderungen aber braucht es strengere Gesetze, und zwar solche, die auch vollstreckt werden. Es braucht Forschung an neuen innovativen Produkten und Alternativen. Wie all das aussehen könnte, lesen Sie in den kommenden Kapiteln.

Acht Schritte, wie wir VerbraucherInnen Tiere und Umwelt besser schützen können

1. Da Müll nie ganz verschwindet, sollten wir ihn wann immer möglich vermeiden. Das gilt für jegliche Konsumprodukte vom Elektroschrott bis zur Einwegverpackung. Die Faustformel: Je regionaler desto besser, Mehrweg statt Einweg, unverpackt vor verpackt, reparieren, umfunktionieren oder aufhübschen statt neu kaufen. Dann werden zerschlissene T-Shirts zu Putzlappen, Schraubgläser zu Aufbewahrungsbehältern, Kleidung bekommt noch mal einen Flicken, und elektronische Geräte werden repariert. Wie das geht, lernt man zum Beispiel in Repair-Cafés oder mit YouTube-Anleitungen zu Hause.
2. 30-40 Prozent unseres Hausmülls besteht laut Umweltbundesamt aus Kompost, viel zu schade zum Verbrennen. Denn aus Obst- und Gemüseresten oder Kaffeesatz lässt sich hochwertige Erde ziehen. Im Garten kann man einen Komposthaufen anlegen, aber sogar in kleinen Stadtwohnungen funktioniert das, zum Beispiel mit einer Wurmkiste auf dem Balkon. Wenn es in Ihrer Stadt Mülltonnen für Bioabfall gibt, sollten Sie ihn lose oder in selbst gebastelten Tüten aus Zeitungspapier entsorgen, nicht in Plastiktüten aus sogenanntem Bioplastik. Letztere zersetzen sich schwer und enthalten oft Schadstoffe.

3. Wenn wir auf den Konsum tierischer Lebensmittel verzichten oder ihn zumindest reduzieren, können wir die Menge an giftiger Gülle verringern.
4. Biolebensmittel werden nicht mit Chemikalien behandelt, so kommen mit ihnen auch keine Pestizide auf die Felder oder in unsere Körper.
5. Um das Abwasser möglichst sauber zu halten, sollten wir Kosmetika ohne Mikroplastik kaufen, das lässt sich zum Beispiel mit den Apps Codecheck oder ToxFox prüfen.
6. Kleidung und andere Textilien aus Naturfasern sind besser, da sich aus ihnen beim Waschen kein Mikroplastik löst. Zudem sind sie langlebiger. Falls sich im Badezimmer Wattepads, Tampons, Wattestäbchen und Feuchttücher nicht vermeiden lassen: All das gehört in den Abfall, nicht die Toilette. Viele dieser Stoffe kann man aber durch umweltfreundliche Alternativen ersetzen. Welche das sind, lesen Sie in Kapitel 9.
7. Fahren Sie mehr Zug, nutzen Sie öffentliche Verkehrsmittel und das Rad – mit jeder Autofahrt produzieren Sie nicht nur CO_2 und schädliche Abgase, sondern auch Mikroplastik durch den Abrieb der Reifen.
8. 500 Tonnen Pestizide werden in Deutschland pro Jahr allein in privaten Gärten verteilt! Rücken Sie Unkräutern und Insekten im Garten nicht mit Pestiziden zu Leibe. Wie wäre es stattdessen mit Hausmitteln oder Nützlingen?

Kapitel 6

Wie Umwelthormone verharmlost werden

Weltweit werden 55 Prozent der Polymere, aus denen später Einwegplastik wird, von 20 Unternehmen hergestellt, zeigt eine Analyse der London School of Economics (LSE) und des Stockholm Environment Institute (SEI). Die drei größten Saatgutkonzerne beherrschen über 50 Prozent des Marktes. Sie sind allesamt auch führende Pestizidverkäufer. Auf 50 Firmengruppen entfallen 50 Prozent des weltweiten Umsatzes mit der Herstellung von Lebensmitteln. Beim Blick auf solche Zahlen wird mir klar, dass sich mit Produkten, in denen auch endokrine Disruptoren vorkommen können, nicht nur viel Geld erwirtschaften lässt, sondern einige wenige besonders gut daran verdienen. Dass die Schadstoffe aus verschiedensten Richtungen verharmlost werden, scheint da wenig verwunderlich.

Das Absurdeste, das ich während der vielen Monate meiner Recherche lese, ist ein Essay, an dem unter anderem der deutsche Toxikologe Daniel Dietrich mitgeschrieben hat. Im

Oktober 2013 fragen er und seine Mitautoren (alles Männer) in der Zeitschrift *Toxicology Letters*, ob die Sorge vor endokrinen Disruptoren nicht eher die persönlichen Ängste der »meisten Forscher auf dem Gebiet der EDCs« seien »und, noch wichtiger, [der] Politiker, die unsere Forschungsgelder verteilen« – das seien ja überwiegend Männer. »Begriffe wie Verweiblichung der Männer, reduzierte Penislänge und -größe oder eine abnehmende männliche Fruchtbarkeit« würden schließlich »vor allem männliche Vorstellungen und Empfindlichkeiten treffen«. Weiter heißt es: »Man mag sich fragen, ob das gesamte Thema EDC eher in die Zuständigkeit von Dr. Sigmund Freud fällt als in die der Toxikologie.«

Ist die Warnung vor Hormongiften also eher männliche Hysterie denn ein ernst zu nehmendes Problem? Schon als ich für die *ZEIT* das erste Mal über endokrine Disruptoren schrieb, fiel mir auf, dass es beim Thema Umwelthormone zwei Lager zu geben scheint, deren Sicht auf das Thema nicht weiter auseinanderliegen könnte. Ähnlich wie beim Thema Klimawandel scheinen einige wenige mit Außenseitermeinungen besonders viel Wind zu machen. Mit dieser Recherche bin ich also auch mittendrin in den Machenschaften von LobbyistInnen und anderen VerharmloserInnen. Ich sprach mit einer Wissenschaftlerin eines Industrieverbandes, die sagte, Sojaprodukte, Kuhmilch und Senf seien viel gefährlicher als Kosmetika. Ich unterhielt mich aber auch mit einem emeritierten Professor, der sagte: »Den Industriewissenschaftlern können Sie nichts glauben.«

Ich frage mich: Wie kann es sein, dass ein wissenschaftliches Thema so gegensätzlich dargestellt werden kann? So viele WissenschaftlerInnen, RegierungsvertreterInnen, MedizinerInnen, PolitikerInnen oder Mitarbeitende von Nichtregierungsorganisationen warnen vor endokrinen Disruptoren. Und gleichzeitig gibt es einige Leute, die das alles für Panikmache halten.

Alles bloß VerbraucherInnentäuschung?

Ich schaue mich auf den Webseiten von Firmen und Industrieverbänden aus der Chemie-, Pharma-, Plastik- und Kosmetikbranche um, um zu verstehen, wie sie argumentieren. Auf der Internetseite des Kosmetikverbandes ICADA lese ich zum Beispiel: »Hormone [...] sind in der Anlage II der Kosmetik-Verordnung ausdrücklich verboten und werden also auch nicht eingesetzt.« Bloß, dass diese so steile Behauptung die Kleinigkeit verschweigt, dass endokrine Disruptoren gar keine Hormone sind, sondern Stoffe, die das Hormonsystem durcheinanderbringen können. Schon ein paar Sätze weiter behauptet der Verband, in Medienberichten würden Fakten »vorgetäuscht«, für die es »keine anerkannten Grundlagen gibt«. Gar sei die Berichterstattung über endokrine Disruptoren »Verbrauchertäuschung«, denn die Forschungen zu den Folgen der Umwelthormone seien »nicht abgeschlossen«. »Deshalb ist es unseriös, auf der Basis einer unvollständigen Datenlage die Konsumenten ›im Sinne des vorbeugenden Verbraucherschutzes« […] zu ängstigen und zu verunsichern‹, schreibt der Verband.

So viel Dreistigkeit macht mich sprachlos. Die Hinweise auf die Schädlichkeit endokriner Disruptoren sind so zahlreich, dass VerbraucherInnen doch die Möglichkeit haben müssen, sich über das Thema derart zu informieren, dass sie eine mündige Entscheidung treffen können. Auch auf den Internetseiten anderer Verbände, deren Mitgliedsunternehmen ihr Geld unter anderem mit problematischen Chemikalien verdienen, geht es so zu. Ich bin so lange auf den Webseiten der Firmen unterwegs, bis ich ein System dahinter erkenne. Es sind in meinen Augen Pseudoargumente, die Umwelthormone verharmlosen und strengere Regulierungen abwenden sollen. Zusammengefasst ergibt sich folgendes Bild an vermeintlichen Gegenargumenten, bei denen auffällt, dass die steilen Thesen, die dort vertreten werden, meist nicht belegt werden.

Behauptung:
Es gebe keine Beweise.

Umwelthormone hätten »eine sehr schwache Wirkung«, schreibt der Industrieverband Körperpflege- und Waschmittel (IKW). »Ein tatsächlicher Einfluss auf den Hormonhaushalt im menschlichen Körper ist in keinem Fall nachgewiesen.« Ein seltsames Ablenkungsmanöver, das epidemiologische Studien verschweigt. Und was genau soll eigentlich eine »schwache Wirkung« sein? Zumal man davon ausgehen kann, dass es für endokrine Disruptoren keine sicheren Grenzwerte gibt. (Siehe Kapitel 4.)

Behauptung:
Gesetzliche Regelungen würden ausreichende Sicherheit gewährleisten.

»Die in Deutschland vertriebenen kosmetischen Produkte sind sicher und verträglich. Verbraucher können Sonnenschutzmittel, Deos oder Shampoo ohne gesundheitliche Bedenken anwenden«, heißt es weiter beim IKW. Ich frage mich: Wie kann man sich seiner Sache so sicher sein und ohne jeden Zweifel seine Hand für ALLE Produkte auf dem Markt ins Feuer legen? »Dies gewährleisten strenge gesetzliche Regelungen auf Basis der europäischen Kosmetik-Verordnung und sorgfältige Sicherheitsbewertungen der Hersteller.« Ach ja? Wie lax und lückenhaft die Regelungen tatsächlich sind und wie wenig »sorgfältig« die Sicherheitsbewertungen mitunter ausgefüllt werden, lesen Sie im kommenden Kapitel.

Behauptung: Auch in Lebensmitteln kämen natürliche Inhaltsstoffe vor, die hormonell wirksam sind.

Synthetische endokrine Disruptoren seien weniger problematisch als natürliche EDCs, die etwa in Kaffee, Soja, grünem Tee und süßem Senf zu finden seien, wird immer wieder argumentiert. Auch wird gern etwas zynisch gefragt, ob man dann nicht auch Kaffee verbieten müsste. So argumentieren IndustrievertreterInnen gezielt am Problem vorbei. Es stimmt zwar, dass in einigen Lebensmitteln natürliche endokrine Disruptoren enthalten sind. Diese oft als Phytoöstrogene bezeichneten Stoffe kommen zum Beispiel in Klee, Sojaprodukten, Senf oder Kuhmilch vor. Sojapräparate etwa werden aufgrund der enthaltenen Inhaltsstoffe, die Östrogenen ähnlich sind, von Frauen eingenommen, um Wechseljahresbeschwerden abzumildern. Wobei, so schreibt etwa das Bundesamt für Risikobewertung, noch nicht abschließend geklärt sei, ob die sogenannten »Isoflavone Wechseljahresbeschwerden tatsächlich lindern, vielmehr können sie dagegen sogar unerwünschte Wirkungen haben«. Einen Beweis dafür, warum pflanzliche hormonähnliche Stoffe schädlicher sein sollten als die chemischen, lese ich während meiner Recherche nicht. Auch können VerbraucherInnen Senf oder Sojaprodukte meiden, anders als Produkte, von denen nicht klar ist, was sie genau enthalten. Produzenten sollten für die Stoffe, die sie in Umlauf bringen, auch die Verantwortung übernehmen müssen.

Behauptung:
Bei sachgemäßer Nutzung seien endokrine Disruptoren unbedenklich.

Laut dem ehemaligen Hauptgeschäftsführer des Verbandes der Chemischen Industrie Utz Tillmann dürfe es »nicht dazu kommen, dass eine Vielzahl von Stoffen, die wichtig für modernen Pflanzenschutz oder effiziente Materialien sind, unnötig reguliert oder sogar verboten wird, selbst wenn von ihnen bei sachgemäßer Nutzung kein erhöhtes Risiko ausgeht«. Ihm zufolge ist die »sichere Handhabung hormonaktiver Stoffe machbar«, sagte er 2016 im Rahmen der Diskussion um die Regulierung endokriner Disruptoren auf EU-Ebene. Nur Umwelthormone, »die schon in geringen Mengen und Dosierungen eine schädliche Wirkung beim Menschen oder in der Umwelt verursachen«, sollten reguliert werden, heißt es auf der Webseite des VCI. Dabei beweisen die zahlreichen Funde kontaminierter Lebensmittel etwa mit verbotenen Stoffen oder mit die Höchstmengen überschreitenden Pestizidrückständen, dass der Einsatz von Pflanzenschutzmitteln generell kaum kontrollierbar ist, gerade im EU-Ausland.

Behauptung:
Der Aufwand der Regulierung sei zu groß.

Die Kriterien, um endokrine Disruptoren zu identifizieren, könnten »hunderte oder tausende von Tierversuchen erfordern«, meinte etwa Andrew Adams von Bayer CropScience im Rahmen einer Konferenz. Das könnte Verzögerungen bei der Zulassung von Stoffen und Chemikalien nach sich ziehen, die »weder der öffentlichen Gesundheit noch der Umwelt dienlich seien«. Tatsächlich wird die Wirkung von endokrinen Disruptoren heute überwiegend in Tierversuchen überprüft. Doch diese ließen sich durch andere tierversuchsfreie Methoden zumindest reduzieren. Wenn außerdem nicht mehr jede Substanz mehrfach untersucht würde, könnte auch die Anzahl der Tests reduziert werden. Zudem könnten epidemiologische Studien, also Studien, für die man etwa zunehmende Krankheiten unter realen Umweltbedingungen an Menschen beobachtet, als ausreichende Hinweise akzeptiert werden.

Behauptung:
Pestizide seien unverzichtbar, um die Menschheit zu ernähren.

Die ECPA, die European Crop Protection Association, beklagt, so schreibt die *ZEIT* 2016, das Wort Pestizid habe einen negativen Klang erhalten – obwohl die Pflanzenschutzmittel der Gesellschaft einen echten Nutzen brächten und es Bauern ermöglichten, »sichere, ausreichende und erschwingliche Lebensmittel auf die Teller der 500 Millionen europäischen Verbraucher« zu bringen. Diese Darstellung verschweigt die externen Kosten des Pflanzenschutzmitteleinsatzes, etwa weil einigen Pestiziden eine hormonschädliche Wirkung zugeschrieben wird. Anders ausgedrückt: Was nützen kurzfristig höhere Erträge einzelner Unternehmen, wenn langfristig Böden und Gewässer verschmutzt werden, die Artenvielfalt schwindet und Menschen vergiftet werden und die so entstehenden Kosten von der Gesellschaft getragen werden müssen? Darüber hinaus halten ExpertInnen einen schrittweisen Verzicht auf Pestizide sogar dann für möglich, wenn er etwa mit einer Ernährungsumstellung hin zu weniger Fleisch und dem Einsatz robuster Sorten einhergeht.

Behauptung: Wirtschaftliche Schäden würden drohen.

Gravierende Auswirkungen auf die Chemiebranche und Agrarindustrie wären die Konsequenz, warnt man zum Beispiel bei Bayer. In einer E-Mail im Juni 2013 an die ehemalige stellvertretende Generalsekretärin der EU-Kommission, Marianne Klingbeil, heißt es: Allein der Bann der Antipilzmittel aus der Gruppe der Triazole führe zu einem Produktivitätsrückgang von 20 Prozent und mehr, und es könne zu Ernteverlusten bis zu 40 Prozent kommen, behauptet der Konzern. Die E-Mail wurde durch Recherchen der französischen Journalistin Stéphane Horel öffentlich. Ähnliche schwarzmalerische Klagen angesichts von Umweltschutzmaßnahmen aus der Industrie hat sich die schwedische NGO ChemSec genauer angeschaut und schreibt im Bericht »Cry Wolf« aus dem Jahr 2015: »Die berichteten Fälle zeigen deutlich, dass Schätzungen von bestimmten Interessengruppen innerhalb der Industrie im Allgemeinen die zu erwartenden Folgekosten überschätzen und das Innovationspotenzial unterschätzen.«

Wie strengere Gesetze verhindert werden sollen

Mich machen die Argumentationen der LobbyistInnen und der anderen VerharmloserInnen fassungslos. Sie stellen kurzfristige wirtschaftliche Interessen aus veralteten Geschäftsmodellen über das Wohl von Mensch und Tier. Und sie deuten die Tatsachen so lange um, verdrehen sie fast schon, sodass man als Otto Normalverbraucher beim komplexen Thema der Umwelthormone fast an dem Gewitter aus Für und Wider, das über einen hereinprasselt, kapitulieren muss.

Diese für jeden mit Internetzugang einsehbaren Statements sind allerdings nur die Spitze des Eisbergs, wenn man die Machenschaften der LobbyistInnen betrachtet. Allein die beiden deutschen Chemieunternehmen Bayer und BASF sowie der Verband der Chemischen Industrie befinden sich laut Lobbyfacts unter den Top 4 jener deutschen Akteure, die am meisten Geld für Lobbyismus auf EU-Ebene ausgeben. 55 LobbyistInnen sind für die drei tätig. In Europa gibt der Verband der Europäischen chemischen Industrie (CEFIC) am meisten Geld aus. Dazu kommen Millionenbudgets, die Think Tanks, Lobbyfirmen, Verbände und Drittmittel für die Wissenschaft finanzieren. Solche Firmen arbeiten gezielt an Strategien, um PolitikerInnen, BeamtInnen und auch VerbraucherInnen die Sorge vor Umwelthormonen zu nehmen – oder sie gar nicht erst aufkommen zu lassen.

Wie systematisch daran gearbeitet wird, zeigen nicht zuletzt die Recherchen der französischen Journalistin Stéphane Horel in Kooperation mit der NGO Corporate Europe Observatory. Im Buch *A Toxic Affair* haben sie die Tricks und Taktiken zusammengestellt, mit denen LobbyistInnen jahrelang strengere Regulierungen für endokrine Disruptoren verhinderten. Die Chemielobby spielte dabei etwa verschiedene Dienststellen der EU-Kommission gegeneinander aus.

Viele der in ihren Recherchen erwähnten Tricks erkenne ich auch in den Statements der Verbände wieder. So lese ich zum Beispiel immer wieder von den angeblich drohenden »furchtbaren« wirtschaftlichen Verlusten. Davon – und auch das wäre ja eine mögliche unternehmerische Reaktion auf strengere Gesetze –, dass Firmen an Innovationen ohne bedenkliche Stoffe arbeiten und damit an Zukunftstechnologien verdienen, lese ich hingegen kein einziges Mal.

Vielfach geht es auch darum, Regulierungen möglichst lange zu verzögern. Im Falle der Hormongifte etwa fordern die

IndustrievertreterInnen immer wieder Folgenabschätzungen. Auch scheint man mit zahlreichen sogenannten »freiwilligen Selbstverpflichtungen« zu versuchen, Gesetze bis zuletzt abzuwenden. Wirtschaftsverbände und Unternehmen verständigen sich dabei auf ein konkretes umweltpolitisches Ziel, das erreicht werden soll. Einer solchen Vereinbarung liegt meist »die Erwartung zugrunde«, so heißt es in einem Dokument des Bundestages, »dass der Staat im Gegenzug auf eine gesetzliche Regulierung verzichtet«. Problematisch ist zudem, dass die Ziele häufig derart schwammig formuliert werden, dass kaum positive Veränderungen zu erwarten sind.

Seit vielen Jahren fordern WissenschaftlerInnen, einige PolitikerInnen und NGOs umfangreiche Lobbyregister auf nationaler und EU-Ebene, in denen verbindlich dokumentiert werden muss, wer wann, wo, worüber, in wessen Auftrag, mit welchem Budget und über welches Kontaktmedium Verbindung zu Institutionen und PolitikerInnen hatte. Ein umfassendes Register würde verdeckte Einflussnahme erschweren und es einfacher machen, Verflechtungen zu erkennen. Es würde helfen, Machtungleichgewichte sichtbarer zu machen und damit in die öffentliche Debatte zu bringen. Aktuell verfügbare Register reichen dazu leider nicht aus.

Auch werden unabhängige ExpertInnen, die strengere Regeln für diese Hormongifte fordern, durch industrienahe »Experten« diffamiert. Dann kritisieren sie, die sich selbst frei von Interessenkonflikten nennen, seriöse ForscherInnen. Bei genauerer Betrachtung fällt dann auf, dass einige der

»ExpertInnen« Verbindungen zur Chemie-, Pestizid-, Fossilbrennstoff- oder Tabakindustrie haben, wie Recherchen von Environmental Health News zeigen. Nach ihren möglichen Interessenkonflikten gefragt heißt es dann zum Beispiel, die Diskussion um Interessenkonflikte lenke nur vom eigentlichen Thema ab.

Auf EU-Ebene und auch in Deutschland arbeiten zum Beispiel einige wenige NGO-VertreterInnen mit kleinen Budgets gegen Milliardenbudgets und Dutzende LobbyistInnen an. Natürlich können Erstere mit ihrer Arbeit kaum die gleiche Aufmerksamkeit mobilisieren. Ähnliche Ungleichgewichte finden sich auch im Bereich der Wissenschaft und in den Medien. Immer weniger JournalistInnen stehen immer mehr PR-BeraterInnen gegenüber. Während Medien für ausführliche Recherchen immer weniger Budgets haben, verfügt die PR-Industrie über immer mehr Gelder. Und in der Wissenschaft sind es die Drittmittel, worüber versucht wird, Einfluss auf ein Thema zu nehmen. Wer forscht, muss in der Regel zumindest einen Teil des Budgets einwerben, und wer industriekritische Forschung betreibt, hat es schwerer, an Gelder zu kommen. So steigt auch hier das Kräfteverhältnis zugunsten der Industrie. Künftig braucht es eine detaillierte Offenlegung von Interessenkonflikten, vollständige Einsehbarkeit der Lebensläufe und die Offenlegungspflicht der Drittmittelfinanzierung von Universitäten, um diese verdeckte Einflussnahme transparenter zu machen. Im kommenden Kapitel lesen Sie, an welchen Stellen diese Machenschaften leider Erfolg hatten.

Kapitel 7

Warum versagt der Staat?

Mein Alltag ist voller Gifte, vom Haarewaschen bis zum abendlichen Zähneputzen. Obwohl Umwelthormone starke Schäden anrichten können, sind Produkte, in denen sie enthalten sind, frei verkäuflich. Vor einigen Jahren wurde ich beim Kauf einer Rum-Trauben-Nuss-Schokolade nach meinem Ausweis gefragt. Wenn Kinder und Erwachsene giftige Putzmittel, Kosmetika oder Baumaterialien kaufen, fragt niemand – irgendwas. Ich habe auch noch niemals eine Aufklärungskampagne gesehen. Man könnte ja denken, wenn die Bundeszentrale für gesundheitliche Aufklärung (BZgA) für Sex mit Kondomen wirbt, könnte man auch mal eine Plakatkampagne über die unfruchtbar machenden Chemikalien starten. Auch Warnhinweise auf Verpackungen oder im Kleingedruckten technischer Geräte habe ich vergeblich gesucht.

Ich denke an meine Kurse in Politikwissenschaften in einem der Betonklötze an der Kölner Uni. Der Professor mit den wilden Haaren erklärte uns eindringlich das sogenannte »Vorsorgeprinzip«, das in der Europäischen Union angewandt wird. Es besagt, dass Produkte oder Verfahren, bei denen ein ausreichender Verdacht besteht, dass sie für Menschen oder Umwelt schädlich sein können, vorsorglich vom Markt genommen werden können. Es soll also EntscheidungsträgerInnen ermöglichen, auch dann Vorsorgemaßnahmen zu treffen, wenn die wissenschaftliche Beweislage einer Gefahr für die Umwelt oder die menschliche Gesundheit nicht vollständig, aber ausreichend eindeutig erwiesen ist.

Ich frage mich: Wieso werden wir BürgerInnen nicht besser geschützt? Oder warum werden wir nicht mal vor den Stoffen gewarnt? Wir diskutieren darüber, ungesunde Produkte, die viel Fett oder Zucker enthalten, mittels sogenannter Lebensmittelampeln leichter erkennbar zu machen. Und bei der deutlich komplexeren und schlechter überschaubaren Materie der endokrinen Disruptoren diskutieren wir hierzulande nicht einmal über einen Warnhinweis?

Die unendliche Geschichte

Umso unverständlicher wird das, wenn man sich ins Gedächtnis ruft, wie lange die ersten Untersuchungen zu Umwelthormonen schon her sind. Denken wir an die Zoologin und Autorin Rachel Carson, die schon in den Sechzigerjahren für ihr Buch *Silent Spring* über die schädlichen Auswirkungen von Pestiziden berichtet hat. Oder an die Süßwasserökologin und Toxikologin Theo Colborn, die nach jahrelanger Forschung im Jahr 1996 in ihrem Buch *Our Stolen Future* vor den Gefahren warnte. Auch die deutschen Medien berichteten über die »Chemie mit kastrierender Wirkung« und den »Fluch der Hormone«. Spätestens also ab Mitte der Neunzigerjahre diskutierte eine breitere Öffentlichkeit über Umwelthormone.

Schließlich wurde das Thema 1999 in der EU-Kommission verhandelt. Man beschloss eine erste Strategie, wonach mögliche hormonrelevante Eigenschaften von Chemikalien bei Gesetzgebungen berücksichtigt werden sollten, sodass Menschen und Wildtiere innerhalb der EU besser vor den Stoffen geschützt werden. Für viele Jahre blieben das aber nicht mehr als ein Dutzend leerer Worte. Immer wieder hieß es an verschiedenen Stellen, es brauche zunächst eine konkrete Definition, was endokrine Disruptoren überhaupt seien, und man brauche geeignete Testkriterien, um sie in wissenschaftlichen Studien überhaupt identifizieren zu können. Doch das ließ Jahre auf sich warten.

Gesetze, die nicht ausreichen

Etwas konkreter wurde die Regulierung endokriner Disruptoren mit der REACH-Gesetzgebung bereits im Jahr 2006. Mit REACH (Registration, Evaluation, Authorisation and Restriction of Chemicals) sollten nur noch jene Chemikalien in Verkehr gebracht werden, die vorher bei der Europäischen Chemikalienagentur ECHA registriert worden sind. So sollten sogenannte »besonders besorgniserregende Stoffe« (auf

Englisch: »substances of very high concern«, kurz: SVHC) erkannt und einem Zulassungsverfahren unterzogen werden. Ein Stoff ist ein SVHC, wenn er zum Beispiel krebserzeugend, erbgutverändernd oder fortpflanzungsgefährdend ist. Aber auch, wenn die Chemikalien »schwerwiegende Wirkungen auf die menschliche Gesundheit oder auf die Umwelt haben«, was endokrine Disruptoren einschließen kann. Um Menschen und Tierwelt ausreichend zu schützen, muss in REACH allerdings noch nachgebessert werden, wie sich bei genauerer Betrachtung zeigt.

Lücken- und fehlerhafte Dossiers

Die Idee war, dass Hersteller und Importeure umfangreiche Dossiers für Chemikalien anlegen, in denen sie zum Beispiel Informationen zu Herstellung und Verwendung eines Stoffs hinterlegen. Durch diese Protokollführung sollten Informationen zu den in einem Produkt enthaltenen bedenklichen Stoffen vom Hersteller bis zum Endverkäufer weitergeleitet werden. Mit dem Ziel, dass diese Informationen auf Anfrage auch an die VerbraucherInnen weitergegeben werden. Tatsächlich sind die Dossiers allerdings oft lücken- oder sogar fehlerhaft, sodass sich aus ihnen kaum die nötigen Informationen gewinnen lassen. 85 Prozent der von Chemieunternehmen erstellten Dossiers über Chemikalien seien »grob fehlerhaft«: Nach Angaben des BUND wiesen 134 der

146 stichprobenhaft untersuchten Dossiers Lücken in der Risikobewertung auf und enthielten nicht alle erforderlichen Informationen. Selbst Pflichtangaben fehlten mitunter.

Dies könnte sogar mit Absicht geschehen: »Wenn ein Antragsteller also Zweifel daran hat, dass es sich bei einem Stoff, den er weiterhin verkaufen möchte, um einen endokrinen Disruptor (ED) handeln könnte, scheint es für ihn kaum einen Anreiz oder eine Verpflichtung zu geben, alle relevanten Tests durchzuführen, die zur Identifizierung des Stoffes als ED führen könnten, und es besteht, wenn überhaupt, nur ein geringes rechtliches Risiko, wenn er diese Tests nicht durchführt«, so heißt es zum Beispiel in einer vom Petitionsausschuss des Europäischen Parlaments (PETI) in Auftrag gegebenen Studie über REACH. Bis heute wurden nur wenige Substanzen in ihrer Nutzung eingeschränkt.

Theoretisch liefert REACH also einige regulierende Instrumente, doch da die Gesetze nicht befriedigend umgesetzt werden und die Industrie keinerlei Sanktionen zu befürchten hat, gibt es hier wenig Anreiz für konformes Verhalten. Es wird kein ausreichend hoher Schutz für Gesundheit und Umwelt erreicht, wie es der Vertrag über die Europäische Union eigentlich verlangen würde: Gefährliche Substanzen bleiben weiter auf dem Markt und belasten Mensch und Natur.

Gut gemeint, aber schlecht vollstreckt

Die Pestizid-Verordnung aus dem Jahr 2009 und die Biozid-Verordnung aus dem Jahr 2012 legen zum ersten Mal konkret fest, dass Stoffe mit endokrinschädlichen Eigenschaften nicht weiter eingesetzt werden sollen. Doch es gibt Ausnahmeregelungen, die besonders bei Bioziden weniger streng sind. Auch blieben die Gesetze lange wirkungslos, da man sich erst 2018 auf Kritierien zur Identifikation von endokrinen Disruptoren geeinigt hat.

Die Mühlen mahlen weiterhin wahnsinnig langsam. Etwa stehen für viele Stoffe noch Prüfungen aus, ob sie endokrin wirksam sind. Dafür werden der Industrie lange Fristen eingeräumt – bei Pestiziden können es zum Beispiel bis zu 30 Monate sein. In der Zwischenzeit können die Unternehmen ihre Stoffe weiter uneingeschränkt vermarkten.

Zudem sei die Beweislast für den Nachweis von endokrinen Disruptoren »unrealistisch hoch«, bemängeln etwa die im Bündnis EDC Free Europe zusammengeschlossenen Nichtregierungsorganisationen. Dazu gehören unter anderem CHEMTrust, HEJSupport, PAN Germany oder der BUND. All das führt dazu, dass es sehr lange dauert, bis ein Stoff als bedenklich oder unbedenklich eingestuft werden kann.

So bleiben trotz erster Regulierung sechs Lücken in der Chemikalienpolitik, die dafür sorgen, dass uns die bestehenden Vorschriften nicht ausreichend schützen.

1. Jeder Sektor hat eigene Regeln: Es fehlt an klaren und einheitlichen Regeln und Vorschriften, wie endokrine Disruptoren zu behandeln sind. Für jeden Sektor gibt es in der EU verschiedene Regeln, koordiniert von jeweils anderen Behörden oder Abteilungen. Das, was beispielsweise für Pestizide gilt, gilt nicht für Substanzen in Kosmetika. Gerade im Bereich Kosmetik, Spielzeuge, Trinkwasser oder Lebensmittelkontaktmaterialien führt das zu Problemen. So ist Bisphenol A beispielsweise in Produkten für Kinder unter drei Jahren verboten, bleibt aber in Lebensmittelverpackungen erlaubt. Was bringt das, wenn Mütter möglicherweise kontaminierte Lebensmittel konsumieren?

2. Sinnlose Schwellenwerte und unberücksichtigte Cocktaileffekte: Noch immer argumentieren Industrie und Gesetzgeber teilweise, dass Umwelthormone nicht schaden, solange die Dosis klein ist. Das stimmt nicht immer, daher schützen auch Höchstmengen nicht ausreichend. Ein weiteres Problem dieser Argumentation ist, dass bedenkliche Stoffe in der Regulierung nur für sich betrachtet werden und nicht die Summe all der Chemikalien, die in unseren Körper gelangen. Die derzeitigen Vorschriften »unterschätzen systematisch die Gesundheitsrisiken im Zusammenhang mit der kombinierten Exposition gegenüber endokrinen Disruptoren«, fassen die WissenschaftlerInnen des EU-Förderprojekts EDC-MixRisk zusammen.

3. Reaktion statt Prävention: In einer Stellungnahme im Deutschen Bundestag im Sommer 2020 zum Thema der endokrinen Disruptoren zitierte Gerrit Schüürmann, Depart-

mentleiter Ökologische Chemie am Helmholtz-Zentrum für Umweltforschung in Leipzig, folgenden Satz in Anlehnung an einen Ausspruch Henry Kardinal Newmans (1801-1890): »Man würde nichts tun, wenn man darauf wartete, etwas perfekt tun zu können.« Kurzum: WissenschaftlerInnen und VerbaucherschützerInnen bemängeln, dass Stoffe nicht vorsorglich bei den ersten Hinweisen aus dem Verkehr gezogen werden, sondern oft erst später, wenn viele Schäden und daraus resultierende Kosten bereits entstanden sind.

4. Verbotenes wird durch allzu Ähnliches ersetzt: Dass jeder Stoff für sich betrachtet wird, führt dazu, dass verbotene Stoffe durch andere, weniger erforschte aus der gleichen Stoffgruppe ersetzt werden. Als Bisphenol A verboten wurde, wurde es etwa häufig durch Bisphenol S oder F ersetzt. Dabei könnten diese Stoffe ähnliche oder sogar schädlichere Auswirkungen haben. Ähnliches passiert bei Phthalaten oder per- und polyfluorierten Alkylsubstanzen. Um endokrine Disruptoren effektiv zu regulieren, müssten statt Einzelstoffen wenn möglich Stoffgruppen im Ganzen eingeschränkt werden.

5. Importe verteilen gefährliche Chemikalien: Seien es Lebensmittel oder Kinderspielzeug – importierte Waren werden nur stichprobenartig auf Schadstoffe untersucht. Das kann nicht nur Umwelthormone, sondern auch andere schädliche Substanzen in den Haushalt bringen. Viele Produkte aus Nicht-EU-Ländern enthalten aber bedenkliche Substanzen, mitunter sogar solche, die hier verboten sind. Mehr als die Hälfte der im Internet gehandelten Konsumprodukte ver-

stoßen wegen ihres Schadstoffgehalts laut einer Stichprobe gegen geltendes EU-Chemikalienrecht. Zu diesem Ergebnis kam ein 2019 durchgeführtes Gemeinschaftsprojekt von Behörden aus Schweden, Dänemark, Finnland, Norwegen und Island. Von den im Internet gekauften Produkten wie Spielzeugen, Elektrogeräten, Kosmetika und Desinfektionsmitteln enthielten 75 der 361 getesteten Produkte verbotene Substanzen.

6. Recyceltes wird laxer bewertet: Schadstoffe wie auch potenzielle Umwelthormone werden in wiederverwendetem Abfall mit nachlässigeren Grenzwerten behandelt. Für schädliche Substanzen in recycelten Materialien gelten also nicht die gleichen Gesundheitsstandards wie für Neumaterialien. Das Flammschutzmittel PentaBDE etwa darf gemäß den Vorgaben für persistente organische Schadstoffe in Neumaterialien nur einen Konzentrationswert von 0,001 Masseprozent enthalten, in recycelten Produkten ist es mit 0,1 Masseprozent das Hundertfache. Schädliche Stoffe, die sich bereits in Umlauf befinden, müssen also konsequenter ausgeschleust werden.

Wann kommen strengere Gesetze?

Fassen wir zusammen: Fast 30 Jahre nach dem ersten Strategiepapier warten VerbraucherInnen noch immer auf geeignete Maßnahmen für den Schutz vor endokrinen Disruptoren. Selbst gesetzte Deadlines wurden mehrfach gerissen.

Stattdessen gab es in der Zwischenzeit wenig engagierte und wenig wirkungsvolle Entscheidungen. Zum Beispiel: Das Verbot von Bisphenol A in Babyflaschen im Jahr 2011. Was nützt das, wenn hierzulande zum Beispiel zwei von drei Konserven mit Thunfisch, Tomaten- und Kokosmilch aus den Regalen der großen Handelsketten Lidl, Rewe, Aldi, Netto und Penny mit Bisphenol A belastet sind, wie eine Untersuchung des BUND aus dem Jahr 2017 zeigte? 2021 wurde zwar Einwegplastik verboten, aber nur ein kleiner Teil. Zur Veranschaulichung: Die betroffenen Wattestäbchen, Plastikbesteck und -teller, Strohhalme, Rührstäbchen etwa für den Kaffee, Luftballonstäbe sowie Styroporbecher und -behälter machen nur etwa ein Zehntel des Müllvolumens auf Straßen und in öffentlichen Mülleimern der Kommunen aus.

Viele WissenschaftlerInnen, wie etwa die der internationalen Endocrine Society, warnen, dass ein besserer Schutz der menschlichen Gesundheit und unserer Ökosysteme »überfällig« sei. So wünsche ich mir, dass man sich nicht auf den kleinen Erfolgen ausruht, sondern mutigere Entscheidungen ohne viele Ausnahmeregelungen trifft.

Hoffnungsträger Chemikalienstrategie?

Seit Oktober 2020 gibt es eine neue EU-Chemikalienstrategie, die Grund für etwas Hoffnung ist. Schädlichste Chemikalien sollen in Verbraucherprodukten verboten werden, sofern – und hier liegt der Haken des Gesetzes – sie nicht »unverzichtbar« seien. Bei der Bewertung bedenklicher Chemikalien sollen künftig die Gefahren von Cocktaileffekten berücksichtigt werden. Zudem ist beabsichtigt, Stoffe als Gruppe zu bewerten, sodass nicht länger kritische Substanzen durch weniger untersuchte, sehr ähnliche Stoffe aus der gleichen Stoffgruppe ersetzt werden können. Endokrine Disruptoren sollen, »sobald sie als solche erkannt werden, für Verbraucherprodukte verboten werden«. Damit das alles umgesetzt werden kann, ist geplant, Innovationen und Investitionen von Firmen zu fördern.

Konkrete Zeitpläne oder eine Definition, was einen Stoff »unverzichtbar« macht und wann ein endokriner Disruptor auch als solcher anerkannt ist, fehlen leider. Es ist zu befürchten, dass allein die Diskussionen darum Jahre andauern werden. So soll zunächst mal wieder ein runder Tisch mit VertreterInnen aus Unternehmen und der Wissenschaft klären, »wie die Rechtsvorschriften über Chemikalien effizienter und wirksamer gestaltet werden können und wie die Entwicklung und Verbreitung innovativer, sicherer und nachhaltiger Chemikalien in allen Sektoren gefördert werden kann«. Ich bezweifle, dass man für diese Frage ausgerechnet jene FirmenvertreterInnen einladen sollte, die an den Stoffen verdienen. So ist die Chemikalienstrategie zwar ein Schritt in die richtige Richtung, aber erst bei der konkreten Ausarbeitung der Gesetze wird sich zeigen, wie viele Lücken der Chemie- und Pharmaindustrie gelassen werden.

Unwahrscheinlich bleibt jedenfalls, dass die Gesetze wirklich alle Umwelthormone und die aus ihnen produzierten

Stoffe verbieten – entweder, weil es keine Alternativen gibt, oder weil für den ein oder anderen Stoff noch nicht ausreichend Beweise zusammengetragen wurden. Häufig braucht es jahrzehntelange Forschung, bis ein Stoff als endokriner Disruptor eingestuft wird. Der Gesetzgeber hinkt hinter den neuesten Trends und Produkten her. Denken Sie etwa an die Bambusbecher und -schalen, die in den vergangenen Jahren vielerorts als Mehrwegkaffeebecher beworben wurden. Erst nachträglich, in dem Fall einige Monate später, stellten sich diese Produkte als höchst giftig heraus – gerade im Zusammenspiel mit heißen Flüssigkeiten. Und in diesem Fall verlief der Prozess sogar vergleichsweise schnell.

Es braucht Druck aus der Gesellschaft

Dass sich die politischen EntscheidungsträgerInnen in Deutschland, aber auch in der EU, so viel Zeit lassen bei dem Thema, hat meiner Meinung nach noch einen anderen Grund. Das merke ich, als ich während meiner Recherche ausgerechnet mit meiner Mutter aneinandergerate. Sie ist eigentlich ziemlich öko, liebt Secondhand und rettet ständig antike Möbel vom Sperrmüll. Aber sie benutzt weiterhin herkömmliches Spül- und Waschmittel. Darin sind mitunter Stoffe wie Mikroplastik oder bedenkliche Biozide enthalten. Kläranlagen können sie nur bedingt filtern. Meine Mutter aber meint: »Wenn das so schlimm wäre, wäre das doch längst verboten.« Während ich mich jeden Tag mehr zum Vermeidungsjunkie entwickle, macht meine Mutter alles so, wie sie es schon immer getan hat.

In meinem Umfeld merke ich: Das Vertrauen in den Staat ist groß, er gilt als »regelungswütig« und sogar »überreguliert«. Der Staat regele ja sogar die zulässige Krümmung der Gurke, scherzen die Leute und wissen nicht, dass es das Gesetz schon seit vielen Jahren nicht mehr gibt. Warum zweifeln so wenige an diesem Narrativ? Ich glaube, dass wir bislang keine strengeren Gesetze haben, liegt auch daran, dass es so einfach ist, Chemikalien zu ignorieren. Umwelthormone können wir nicht mit bloßem Auge sehen, nicht schmecken und auch nicht riechen. Wir kennen zwar Menschen, die Krebs hatten, die unfruchtbar sind, die unter Fettleibigkeit, Diabetes, Asthma oder allem zusammen leiden, doch kaum jemand würde auf die Idee kommen, Umwelthormone dafür mitverantwortlich zu machen. Auch weil zwischen der Vergiftung und dem Auftreten der ersten Effekte mehrere Jahrzehnte liegen können. Wer sich nicht gerade zufällig mit diesem Komplex auseinandergesetzt hat, wird auch als PolitikerIn die Dringlichkeit des Themas nicht erkennen. Ein kollektiver Druck zum Wandel kann so gar nicht erst entstehen.

Was machen andere Länder besser?

In anderen Ländern scheinen die BürgerInnen die Bedrohung durch endokrine Disruptoren besser zu kennen und sie nicht ohne Weiteres hinnehmen zu wollen. Ihre PolitikerInnen gehen gesetzgeberisch mutiger voran und verstricken sich nicht länger in jahrzehntelangen Diskussionen mit Lobbygruppen.

Innerhalb Europas wurden zum Beispiel Dänemark und Frankreich zum Vorreiter. Die dänische Bevölkerung wurde schon 1992 auf Umwelthormone aufmerksam, damals erschien die erste Studie über die abnehmende Spermienkonzentration bei Männern aus der EU und den USA, sie wurde von dänischen Forschern um Professor Niels Erik Skakkebæk veröffentlicht. Auch die Zunahme von Hodenkrebs in der dänischen Bevölkerung, viele Fälle von schlechter Samenqualität bei jungen Männern sowie Fehlbildungen der männlichen Geschlechtsorgane rüttelten die Menschen auf. Seither ist die dänische Umweltschutzbehörde etwa mit der Förderung von Forschung und der Durchsetzung von Vorschriften aktiv.

Französinnen und Franzosen sind dafür bekannt, für hochwertige Lebensmittel gern mehr Geld auszugeben. So haben VerbraucherInnen hier auch mehr Einfluss, und sie kämpfen härter für ihre Interessen. So auch 2010, als sie das Verbot von BPA in Babyprodukten erreichten und 2015 dafür sorgten, dass BPA aus allen Lebensmittelkontaktmaterialien verbannt wird. 2019 wurden mehrere Maßnahmen beschlossen, um die Bevölkerung und die Umwelt vor endokrinen Disruptoren zu schützen, wie etwa die Veröffentlichung einer Liste potenzieller Umwelthormone, bessere Information der Bevölkerung, insbesondere durch die Kennzeichnung von Konsumgütern, sowie Aufklärung über die Auswirkungen von endokrinen Disruptoren auf wild lebende Tiere.

Gemeinsam haben Frankreich, Dänemark, Belgien, die Niederlande, Spanien und Schweden unter Edlists.org Listen mit identifizierten und potenziellen endokrinen Disruptoren aus dem Bereich der Biozide und Industriechemiekalien veröffentlicht. Ein erklärtes Ziel: Mehr Transparenz!

Deutschland bleibt tatenlos

An dieser Transparenz mangelt es hierzulande. Deutschland hinkt etwa beim Gesundheitsschutz, vor allem von Schwangeren und Kindern, weit hinter anderen Ländern her. Das mag auch daran liegen, dass die Chemie- und Pharmabranche mit einem Umsatz von 193 Milliarden Euro und 464 800 Mitarbeitenden die drittgrößte Branche in Deutschland ist. Es fehlt am politischen Willen, geeignete und wirksame Maßnahmen bereitzustellen. Dass die Regulierung auf EU-Ebene nur äußerst schleppend voranschreitet, liegt auch an so mancher Verhinderungsstrategie aus Deutschland.

Sich als VerbraucherIn allein auf neue Gesetze zu verlassen ist wenig hilfreich. So oder so zahlt es sich aus, beim Kauf von Kosmetik und Haushaltsprodukten auf Inhaltsstoffe zu achten. Wie eine US-Studie zeigt, haben achtsame KonsumentInnen tatsächlich weniger potenziell schädliche Chemikalien im Urin. Zudem gilt es, so oft es geht auf biologisch produzierte Lebensmittel zurückzugreifen. Aber einige Expositionsquellen können auch aufmerksame VerbraucherInnen nicht identifizieren. Es braucht also einen dreiseitigen Ansatz: Der

Gesetzgeber muss Chemikalien effektiver regulieren, VerbraucherInnen sollten versuchen, bestimmte Produkte zu meiden, und Firmen müssen an Produkten forschen, die ohne bedenkliche Stoffe auskommen. Einige solcher Unternehmen werde ich Ihnen im folgenden Kapitel vorstellen.

8-Punkte-Plan für eine nachhaltigere Welt ohne Umwelthormone

1. **Label:** Es braucht eine einheitliche Kennzeichnung für Produkte, die potenziell endokrin wirksame Stoffe enthalten. Mit so einem Gefahrenhinweis könnte man einerseits das Bewusstsein der VerbraucherInnen schärfen und gleichzeitig Anreize für Firmen schaffen, Produkte zu entwickeln, die ohne Umwelthormone auskommen. Hinweise wie »BPA-frei« klingen gut, sagen aber nichts darüber aus, ob nicht schädliche Alternativen enthalten sind.
2. **Steuern auf Plastik:** Plastik ist so günstig, dass es heute kaum ein Produkt ohne das Zeug gibt. Es ist sogar so günstig, dass es sich lohnt, etwas herzustellen, das nur wenige Sekunden benutzt wird. Kurzum: Es ist *zu* günstig. Mit einer Steuer auf Plastik könnten langlebigere, nachhaltigere Produkte gefördert werden. Diese müsste nach dem Verursacherprinzip direkt bei den Firmen erhoben werden, die es auch in Umlauf bringen.

3. **Abwasserreinigung:** Nach dem Vorbild Schweiz sollte in den Kläranlagen eine vierte Klärstufe eingeführt werden. Diese wäre besser in der Lage, giftige Überreste aus Medikamenten und Kosmetika herauszufiltern. Das ist besonders für Abwässer aus der Industrie, aus Krankenhäusern oder Altenpflegeeinrichtungen essenziell.
4. **Kreislaufwirtschaft fördern:** Eine Welt ohne Plastik ist derzeit utopisch. Es gilt, den Konsum weitestgehend einzuschränken, und das Plastik, das weiterhin genutzt wird, muss grundsätzlich recycelbar werden. Heute werden aus einst hochwertigen Waren beim Recycling im besten Fall minderwertigere. Produkte müssen also so designt werden, dass ihre Bestandteile wieder in ihre Einzelteile zerlegt werden können, sodass eine echte Kreislaufwirtschaft möglich wird. Wichtig ist dafür auch, dass giftige Substanzen nicht mehr in Umlauf gebracht werden dürfen und problematische Stoffe aus dem Kreislauf ausgeschleust werden.
5. **Recht auf Reparierbarkeit:** Früher hielten Waschmaschinen oder Staubsauger Jahrzehnte, heute geben sie nach ein paar Jahren den Geist auf. Dabei ist meist nur eines der vielen Bauteile kaputt. Deshalb braucht es ein Recht auf Reparierbarkeit: Dazu gehört auch, dass Geräte verschraubt und nicht verklebt werden und dass Ersatzteile weiterhin zu erschwinglichen Preisen verfügbar sein müssen. Ein Label kann helfen, beim Kauf jene Produk-

te zu identifizieren, die besonders leicht zu reparieren sind. Vorbildlich auch eine Initiative des Thüringischen Umweltministeriums, die Reparaturkosten von Geräten bezuschusst.

6. **Kontrolle des Exports:** Sei es Elektroschrott oder Plastikmüll, ein großer Anteil des von uns produzierten Mülls gelangt auf legalem und illegalem Weg in die Natur – hier genauso wie im Globalen Süden. Um das einzudämmen, darf Müll nicht länger als Wertstoff deklariert und somit exportiert werden. Hier entstandener Müll muss auch innerhalb der EU recycelt werden.
7. **Agrarsubventionen nur für BiobäuerInnen:** Mit unseren Steuergeldern unterstützen wir die Vergiftung unserer Böden, Tiere und Lebensmittel. Da der Großteil der EU-Agrarsubventionen jene bevorzugt, die möglichst viel Fläche haben, wird die Massentierhaltung und der Einsatz von Pestiziden indirekt subventioniert. Künftig sollten nur noch jene BäuerInnen gefördert werden, die auf ökologische und pestizidfreie Anbauverfahren umstellen und so einen konkreten gesellschaftlichen Beitrag für den Umwelt- und Biodiversitätsschutz leisten. So könnte eine große Eintragsquelle von Umwelthormonen durch finanzielle Anreize minimiert werden.
8. **Kontrolle der Chemikalien auf dem Markt:** Die chemische Industrie sollte keine Stoffe herstellen und vermarkten dürfen, die nicht vor dem ersten Inverkehr-

bringen gründlich darauf geprüft wurden, dass sie keine endokrine Disruptoren sind. Solche Stoffe, die als endokrine Disruptoren identifiziert wurden, sollten generell verboten werden, wenn Menschen mit ihnen und ihren Rückständen in Berührung kommen können.

Kapitel 8

Der Weg aus dem Chemiesumpf – was Firmen tun können

Da Jahr für Jahr Tausende neuer Chemikalien entwickelt werden, wird es kaum möglich sein, uns VerbraucherInnen allein mit strengeren Gesetzen vor Umwelthormonen zu schützen. Vielmehr gilt es, solche Produkte zu entwerfen, die ohne Plastik, Mikroplastik oder schädliche Chemikalien auskommen. Neben bewusstem Konsum können dabei nur Firmen helfen, die Produkte ohne Gifte herstellen. Ein paar solcher Vorreiterunternehmen, die mich während meiner Recherche mit ihren Innovationen begeistert haben, stelle ich in diesem Kapitel vor.

Wie kompliziert und schwer zu bewältigen wären all die Veränderungen unseres Konsumverhaltens, wenn nicht viele AktivistInnen und UnternehmerInnen, etwa aus der Bio-, Unverpackt- und Zero-Waste-Bewegung ein Leben ohne Plastik und mit weniger Chemikalien überhaupt erst ermöglicht hätten? Es ist doch so: Ohne ein Unternehmen, das ein schadstofffreies Produkt entwickelt hat, um einen verstopften Ausguss zu reinigen, würde mein Wasser noch immer in der Dusche stehen. Ohne ein Start-up, das die Dienstleistung Reinigung mit biologischen, selbst gemachten Putzmitteln anbietet, wären die Wohnungen einiger FreundInnen deutlich weniger sauber. Ohne die Erfinder eines Unkrautroboters müsste auch künftig auf den Feldern per Hand gejätet werden, wenn man denn auf Pestizide verzichten will.

Ich stelle diese Firmen vor, weil ich mir wünsche, dass sie Vorbild sind für jene Menschen, die vielleicht selbst an Gründungsideen tüfteln, die bei alteingesessenen Mittelständlern oder in börsennotierten Unternehmen angestellt sind und ihre Arbeitsbereiche nachhaltiger und gesünder umbauen wollen.

Die grüne Herstellung von Medikamenten

Die Produktion von Medikamenten kann eine wahre Chemikalienorgie sein. Für die Herstellung einer Pille sind mitunter Hunderte verschiedene Chemikalien nötig, die jeweils als Lösungsmittel oder als Katalysator, also als Reaktionsbeschleuniger, für die verschiedenen Moleküle im Herstellungsprozess dienen. Das wurmte die Berliner Ingenieurin Sonja Jost: »Viele der eingesetzten Chemikalien basieren auf Erdöl und Erdgas, und einige davon sind auch potenzielle endokrine Disruptoren.« Zudem sei der Verbrauch an diesen Stoffen enorm: Regelmäßig brauche es 100 Kilogramm Lösungsmittel oder mehr für ein Kilogramm Medikamente. Um es zu veranschaulichen, vergleicht Jost den Herstellungsprozess mit dem Bau eines Lego-Hauses. Dabei steht jeder Stein für ein Molekül. Es gibt Tausende Kombinationen für die Reihenfolge, in der man die Steine anordnen kann. Für jeden neuen Stein, der für ein neues Molekül steht, braucht es normalerweise ein neues Lösungsmittel, um ihn auf das Fundament setzen zu können. Am Exzellenzcluster für Chemie der TU Berlin entwickelte Sonja Jost ein Verfahren, wonach schlicht Wasser das Lösungsmittel für viele solcher Prozesse sein kann. Auf diesem Wege könnten Millionen Tonnen giftiger Chemikalien eingespart werden. Heute entwickelt sie mit ihrem Start-up DexLeChem für Pharmaunternehmen solche grüneren Prozesse, indem sie eine nachhaltige Version zum Bau des Lego-Hauses identifiziert. Ihr Unternehmen wurde 2013 gegründet und hat zwölf Mitarbeitende.

Den Abfluss mit Holz reinigen

Bei verstopften Abflussrohren gab es für viele Menschen lange nur eine Lösung: Aggressiven Chemiereiniger in den Ausguss kippen – und warten. Wer es schon mal ausprobiert hat, weiß: Auf den Verpackungen prangen zwar viele Warnhinweise, doch wirklich helfen tun die Reiniger selten. Kurze Zeit später läuft das Wasser schon wieder nicht mehr ab. So ging es auch Jutta Jertrum. Über Monate plagte sie ein von langen Haaren verstopfter Ausguss. Vor lauter Verzweiflung ging sie schließlich zum Schreiner vor Ort und ließ ihn eine Idee umsetzen, an der sie gezwungenermaßen einige Wochen rumgegrübelt hatte. Ein Holzstab, so dachte sie, sollte wie ein Korkenzieher die Verstopfung aus dem Ausguss herausdrehen. Es entstand ein Stab mit spiralförmigen Einkerbungen, und siehe da, das funktionierte. Seit der Gründung 2017 vertreibt Jutta Jertrum das Produkt in Europa unter dem Namen TwistOut, hierzulande gibt es den Holzstab in vielen Drogerien zu kaufen. Mich begeistert, dass ein simpler Buchenstab in der Lage ist, viele Tonnen giftiger Chemikalien in unseren Ausgüssen, Kläranlagen und der Natur zu verhindern.

Türrahmen klemmen statt schäumen

Jahr für Jahr werden allein in Deutschland rund 25 Millionen Dosen Montageschaum etwa aus Polyurethan verarbeitet. Eingesetzt werden sie unter anderem beim Einbau von Fenstern und Türen. Darin enthalten sind viele Schadstoffe, die lange im Wohnraum ausdünsten und gesundheitsschädlich sind, darunter etwa der potenzielle endokrine Disruptor Isocyanate. Zudem entsteht durch die leeren Dosen reichlich Müll.

Das muss nicht sein, dachte sich einer der Schreiner, der Produkte des Mittelständlers Häfele nutzte. Er wandte sich mit folgender Idee an die Firma: Türen im Innenraum sollten künftig nicht länger mit Montageschaum, sondern stattdessen mit einer innovativen Klemm-Lösung befestigt werden. Die Mitarbeitenden von Häfele tüftelten und entwickelten ein serienreifes Produkt, das nun seit 2019 auf dem Markt ist. Pro Türrahmen braucht man sechs der Klemm-Sets aus verzinktem Stahl, in die sich die Tür dann einfach hineinschieben lässt. Das Produkt nennt sich »Startec Frame Fix« und macht es möglich, dass BauherrInnen heute ihre Türen ohne giftige Schadstoffe einbauen können.

Bürsten wieder en vogue

Im Putzregal findet man Einmalprodukte für fast jeden Zweck: die Fusselrolle mit klebenden Plastikfolien, einen Staubwedel mit Plastik als »Fusselmagneten« oder Einmalwischtücher für jeden erdenklichen Zweck. Für jeden Quatsch eine eigene Sorte Müll. Die Bürstenmanufaktur Redecker stellt sich mit ihren Produkten seit 1935 gegen diese Wegwerfmentalität. Sie produziert Bürsten aus Naturmaterialien wie Holz und Naturborsten, die bei guter Pflege lebenslang als Reinigungshilfsmittel für fast jeden Zweck dienen. Mein Lieblingsprodukt: Die Staubbürste aus Ziegenhaar, an die sich Staub anhaftet und die sogar das Abstauben meiner Bücher angenehmer macht. Das Familienunternehmen Redecker hat 70 Mitarbeitende und exportiert heute rund drei Viertel seiner Waren. »Wir waren lange als Ökos verschrien und haben auch schwierige Zeiten hinter uns. Trotzdem sind wir nie auf Kunstfasern umgestiegen, und heute belohnt uns die Unverpacktbewegung für unser Durchhaltevermögen«, sagt Jana Redecker. Absolut zu Recht, finde ich.

Gesünder Putzen

Wer sich schon mal die Liste der Inhaltsstoffe von Putzmitteln angeschaut hat, dem läuft es kalt den Rücken herunter: Gifte über Gifte, wie zahlreiche Biozide, die uns schon bei haushaltsüblichem Gebrauch schädigen können. Noch schlimmer sind die Schadstoffe allerdings für die Mitarbeitenden von Reinigungsfirmen, die in ihrem Berufsalltag dauernd mit diesen Chemikalien in Berührung kommen. Die Berliner Unternehmerinnen Julia Seeliger und Luise Zaluski bieten dazu seit 2019 eine Alternative an: Ihr Raumpflege-Start-up Klara Grün setzt für die Reinigung auf unschädliche Hausmittel wie Zitronensäure, Soda oder Natron. Dabei gilt, weniger ist mehr: »Wir versuchen den Schmutz zuerst mit Wasser und mechanischer Technik zu entfernen, das reicht oft schon«, sagt Luise Zaluski. Ihre rund 40 Mitarbeitenden arbeiten für Privatleute und Gewerbetreibende und erhalten einen übertariflichen Lohn. Zudem bietet Klara Grün auch externe Schulungen rund um das Thema ökologisches Putzen an. Ihr Ziel: »Wir wollen Reinigen wieder zum Handwerk machen.« Eine tolle Idee, die Mensch und Umwelt nützt.

Backen und Verpacken ohne Plastikbeschichtung

Ob Verpackungspapier an der Käsetheke oder Backpapier: Vieles, was nach Papier ausschaut, ist heute mit Kunststoffen oder Silikonen beschichtet. Dabei gäbe es Papier ohne die bedenklichen Beschichtungen. Erfunden schon in den Achtzigerjahren, als McDonald's nach einer günstigen Verpackung für seine Hamburger suchte, die das Fett nicht nach außen transportierte. Arnold Schleier arbeitete damals in der Papierfabrik und erfand zusammen mit den Mitarbeitenden ein solch besonderes Papier, das durch nachträgliches Walzen ganz ohne chemische Zusätze auskam und dennoch den fettigen Inhalt auf der Innenseite beließ. Einen US-Cent war sein Papier damals pro Bogen zu teuer, sodass Schleier den Zuschlag von McDonald's nicht bekam. Viele Jahrzehnte später holte er die Idee aus der Schublade, gründete das Unternehmen Compostella und vermarktet heute das »1 für 4-Papier« vielseitig: als Alternative zu herkömmlichem Backpapier, als Verpackung an Käse- und Wursttheken oder sogar als Abdeckung für Schüsseln, wenn man es etwas anfeuchtet.

Gemüseanbau ohne Pestizide

Unliebsames Unkraut wird heute in der konventionellen Landwirtschaft einfach mit Pestiziden weggespritzt. Das schadet den Menschen, die die Lebensmittel essen, jenen, die sie anbauen, den Böden, die unser Gemüse wachsen lassen oder den Insekten, die etwa unser Obst bestäuben. Früher befreite man Reihe für Reihe mit einer Hacke von Unkraut, Biobetriebe machen das heute noch so – eine zeitfressende und aufwendige Prozedur. Stuttgarter Erfinder entwickelten einen kleinen Roboter, der autonom über die Felder fährt und dort das in Reihen wachsende Gemüse von Unkräutern befreit, die er mittels einer mit Fotos gefütterten künstlichen Intelligenz identifiziert. Ein putziges Gerät, das mich an die Disney-Figur Wall-E erinnert. Unter dem Namen Farming Revolution verleihen Maurice Gohlke und seine vier Mitgründer ihre Roboter heute etwa an LandwirtInnen, die Salat, Kohl oder Zuckerrüben anbauen. Vermietet werden die Geräte für rund sechs Wochen und werden mit einer Spedition ausgeliefert. »Einen Hektar mit Salatköpfen schafft unser Roboter in fünf bis zehn Stunden«, erzählt Maurice Gohlke.

Aus Edelstahl lösen sich keine Chemikalien

Irgendeinen Haken hatten die meisten Trinkflaschen und Brotdosen, die ich auf der Suche nach schadstofffreien Alternativen in den Händen hielt. Überall Materialien, aus denen sich Schadstoffe lösen könnten. Nicht nur Büchsen und Flaschen aus reinem Plastik können problematisch sein, sondern auch einige der vermeintlich nachhaltigeren Alternativen. Etwa die Brotdosen aus Glas oder die Trinkflaschen aus Edelstahl, bei denen aber die Deckel aus Plastik hergestellt wurden. Nicht so beim US-Unternehmen Klean Kanteen, dem Kölner Start-up Kantine 51° Nord oder bei den Berlinern von ECO Brotbox, die anders als der Name vermuten lässt, auch Trinkflaschen verkaufen. Viele Produkte der Marken bestehen aus Edelstahl – einem Material, aus dem absolut gar nichts migrieren kann. Lediglich ein schmaler Silikonring dient zur Abdichtung. Das robuste Design überzeugt mich zusätzlich.

Und wenn es nicht ohne Plastik geht?

Alle diese Unternehmen haben Produkte oder Verfahren entwickelt, die nahezu ohne giftige Chemikalien auskommen. Doch solche Lösungen, die gewissermaßen »Safe by design« sind, funktionieren nicht immer. Es gibt auch Fälle, in denen man versuchen muss, vorhandene Chemikalien durch sicherere zu ersetzen. Die schwedische NGO ChemSec unterstützt Firmen und Investoren genau dabei. Welche ersten Schritte sollten Unternehmen gehen? Das will ich von Anna Lennquist wissen, die sich dort um die Themen Toxikologie und das Ersetzen giftiger Substanzen kümmert. Zahlreiche Firmen wie etwa Lego, Ikea, H&M, Adidas, Apple oder Dell haben sich unter der Federführung von ChemSec zusammengeschlossen, um giftige Substanzen aus ihren Lieferketten und Produkten zu verbannen oder sie durch sicherere zu ersetzen.

»Die gängigste Hürde dabei ist, überhaupt erst mal herauszufinden, welche Chemikalien in den Produkten stecken«, erzählt sie. Denn dazu müssten die Lieferketten bis zum Ursprung transparent nachverfolgbar sein, was sie oftmals nicht seien. Zudem fehle es häufig noch an Aufklärung: »Viele Lieferanten verstehen nicht, warum einzelne Substanzen plötzlich nicht mehr erwünscht sind, weil sie noch nie etwas von endokrinen Disruptoren gehört haben.« Um sich in diesem Dschungel zurechtzufinden, gibt ChemSec mit dem Programm »Phasing out EDCs« Hilfestellung. Dabei gehe es zunächst darum, die Schadstoffe in den Produkten zu identifizieren, um dann im nächsten Schritt zu schauen, ob sie überhaupt nötig sind. »Immer wieder werden giftige Substanzen eingesetzt, die für die Funktion des Produkts nicht notwendig sind und einfach weggelassen werden können«, erklärt Anna Lennquist. Wenn sie eine wichtige Funktion erfüllen, unterstützt sie die Firmen dabei, nach sichereren Alternativen zu suchen. Häufig helfe es auch, sich mit anderen Firmen zusammenzuschließen, die ebenfalls die Schadstoffe vermeiden wollen, sodass man gemeinsam Lieferanten davon überzeugen könne, sie zu verbannen. Auch sei es nötig, mehr Geld in die Erforschung guter Alternativen und neuer Prozesse zu investieren, die einen Verzicht auf Umwelthormone ermöglichen.

Wenn Sie also in Ihrem Unternehmen oder Ihrer Abteilung Raum für solche Verbesserungen sehen, dann hoffe ich, dass diese Zusammenstellung Ihnen als Inspiration dient und zeigt, auf wie viele Weisen man auf endokrine Disruptoren in seinen Produkten und Prozessen verzichten kann.

Kapitel 9

Ein Alltag ohne Schadstoffe?

Während ich dieses Buch schreibe, frage ich mich oft, ob wir das, was wir einmal hatten, genug wertgeschätzt haben. An einem Sommertag reiße ich mit meinem Vater alte Zäune auf dem Bauernhof meiner Großmutter ab. Seit ich denken kann, stehen hier Obstbäume auf der Wiese. Fünf Birnbäume, vier Apfelbäume und mehrere Zwetschgen sind noch da, viele weitere sind in den letzten Jahren ihrem hohen Alter und zugegebenermaßen auch schlechter Pflege zum Opfer gefallen.

Im Gemüsegarten unterhalb der Streuobstwiese zog meine Oma Salate, Möhren, Porree, Bohnen, Zwiebeln oder Kartoffeln. Zwischendrin wuchs Dill, der sich nach Lust und Laune selbst aussäte. Den ganzen Sommer aß die Familie das selbst angebaute Gemüse, trank dazu die Milch der eigenen Kühe, aß die Eier der Hühner, die früher frei auf dem Hof herumliefen, und das Fleisch der eigenen Schweine. Im Herbst, wenn die Früchte reif wurden, musste die ganze Familie beim Einkochen helfen. Alle saßen zusammen in der Küche und schnippelten.

Mit drei Einkochapparaten wurde wochenlang Obst und Gemüse eingemacht. Auch meine Schwester und ich mussten helfen, wir mochten es nicht so, unsere Schüsseln wurden nur halb so schnell voll wie die der Erwachsenen. Schließlich stapelten sich die Gläser in der Vorratskammer so hoch, man hätte wohl Jahre nichts Neues mehr einkochen müssen. Äpfel, Kartoffeln und Möhren wurden in einem Erdkeller so eingelagert, dass sie bis ins nächste Jahr genießbar waren.

Heute, meine Großmutter lebt nicht mehr, fallen fast alle Früchte runter und werden nicht mehr verarbeitet. Ihr Gärtchen ist jetzt mit Rasen eingesät. Die alten Weckgläser landeten im Müll. Und an diesem Sommertag reißen mein Vater und ich nun auch noch die letzten Überbleibsel ein.

Mit dieser Geschichte ist meine Familie nicht allein. Und so wird mir bei der Recherche dieses Buches bewusst: Im Falle der Umwelthormone ist wohl auch das ein Teil des Problems. Denn an dieser vermeintlichen Kleinigkeit lässt sich gesellschaftliche Veränderung ablesen: Wer macht sich heute schon die Arbeit, etwas einzukochen, wo doch Konserven etwa aus China oder Gemüse aus der Tiefkühltruhe billig in jedem Supermarkt zu kaufen sind? Wer pflückt noch die Äpfel, die hierzulande vielerorts auf Wiesen und an Feldwegen wachsen, wo die aus dem Supermarkt doch viel schöner ausschauen? Wer sät Salat, wenn Schnecken doch alles auffressen könnten und die Köpfe im Supermarkt so bequem zu kaufen sind?

Längst steht nicht mehr der Geschmack vieler Obst- und Gemüsesorten an erster Stelle, sondern Aussehen, Lager- und

Transportfähigkeit. Selbst im Herbst findet man dann zum Beispiel Äpfel aus Südafrika oder Neuseeland in unseren Regalen, angebaut unter kaum überschaubaren Bedingungen. Wurst, Käse oder Joghurt überstehen die heute nötigen weiten Transportwege nur in Plastik verpackt.

So stehe ich nun unter dem alten Birnbaum, eine späte Sorte, deren Birnen erst im Winter reif werden, und denke darüber nach, wie viel achtsamer die Menschen früher mit den Ressourcen umgegangen sind, zwar manchmal aus der Not heraus, aber oft genug zum Wohl der Umwelt und der eigenen Gesundheit. Diese Überlegung lässt sich endlos weiterspinnen: Ich denke an die Kleidung, die zuerst vielfach geflickt wurde, bevor sie schließlich noch zu Putzlappen verarbeitet wurde. Ich denke an die Polstermöbel, die einen neuen Bezug bekamen, statt auf der Deponie zu landen. Ich denke an die Schüsseln aus Glas und Keramik, aus denen sich keine Stoffe lösen und in unsere Lebensmittel übergehen konnten. Ich denke an die Möbel, die viele, viele Umzüge aushielten, weil sie aus Vollholz verarbeitet und so konstruiert wurden, dass sie einfach ab- und wieder aufbaubar waren. Wollen wir Umwelthormone vermeiden, hilft es an vielen Stellen, ein paar Jahrzehnte zurückzuschauen und zu überlegen, wie unsere Vorfahren die Dinge angepackt haben. Zugegeben, bequemer sind die Lösungen meist nicht.

Auf dem Weg zum gesünderen Leben

Fast zwei Jahre lang habe ich nun daran gearbeitet, so viele Umwelthormonquellen in meinem Leben wie möglich zu beseitigen. Das war manchmal lustig. Zum Beispiel, wenn ich mit FreundInnen in Restaurants saß und die KellnerInnen fragte: »Haben Sie auch etwas ohne endokrine Disruptoren?« »Ohne was?«, war stets die Antwort. Wirklich niemand wusste, was ich von ihnen wollen könnte. Manchmal war es in diesem Jahr aber auch traurig. Zum Beispiel, als meine Mutter mir eine heiße Zitrone reichte und die Zitronenpresse mit heißem Wasser ausspülte, um auch alles zu erwischen. Ihr potenzielles Schadstoffgebräu wollte ich nicht trinken, und sie vor den Kopf stoßen zu müssen fiel mir schwer. Oftmals war diese Zeit auch frustrierend, etwa, als ich schließlich eine alternative Deovariante gefunden hatte, mit der ich zwar nicht stank, aber später realisierte, dass alle weißen Kleidungsstücke rosa Ränder unter den Armen hatten – durch irgendeine chemische Reaktion.

Es gab aber auch besonders viele Momente der Freude: dann, wenn ich wieder einen neuen Einfall hatte, die Stoffe in meinem Alltag zu vermeiden, wenn ich eine Lösung für ein Problem gefunden hatte. Viele Dinge sind unkomplizierter, als man denkt, und von Experiment zu Experiment steigt schließlich der Mut, sich an etwas Neuem auszuprobieren.

In diesem Kapitel möchte ich Ihnen zeigen, wie Sie in kleinen Schritten einen potenziellen Giftherd nach dem anderen aus Ihrem Leben entfernen können. Es wird aber nicht reichen, nur auf Plastik zu verzichten. Wer die Schadstoffe verbannen will, sollte auch Putz- und Waschmittel ersetzen, zum Beispiel die beschichtete Pfanne gegen eine gusseiserne tauschen, allgemein weniger Neues kaufen und vielleicht sogar so manche Kosmetik selbst anrühren.

Nachdem ich für die Bestandsaufnahme in Kapitel 3 meine Wohnung auf den Kopf gestellt habe, hat sich zunächst einmal große Ratlosigkeit in mir breitgemacht. Umwelthormone haben unseren Alltag weit fester im Griff, als ich das zu Beginn der Recherche für dieses Buch dachte. Heute denke ich, wenn man sich Tag für Tag mit Haarspray und Deo eindieselt, Fußböden aus Kunststoffen verlegt und Lebensmittel mit Pestiziden kauft, kann man sein Haus gleich neben einer Müllverbrennungsanlage bauen. Von innen und außen hüllen wir uns in eine Giftschicht – und die meisten von uns kriegen das nicht mal mit.

Als ich meinen Selbstversuch für einen Artikel in der *ZEIT* startete, begann ich mit einem kalten Entzug. Von hundert auf null wollte ich unbedingt potenzielle endokrine Disruptoren von einem auf den anderen Tag in allen Bereichen vermeiden. Es kam, wie es kommen musste: Ich scheiterte kolossal, der Artikel damals trug die Überschrift »Ohne Schadstoffe, ohne Spaß«, eine frustrierende und freudlose Angelegenheit. Weil das Vermeiden der Umwelthormone an vielen Stellen Umgewöhnung, Anpassung und Kreativität erfordert, die wir neben dem Alltagsstress erst mal aufbringen müssen, rate ich Ihnen, lieber Schritt für Schritt, Bereich für Bereich an der Vermeidung zu arbeiten. Ich habe mich dabei über die

Putz- und Waschmittel zu Küchenutensilien, Kleidung und Einrichtung bis hin zu Kosmetika und Lebensmitteln vorgetastet. Heute ist mein Alltag deutlich schadstofffreier – und trotzdem noch spaßig.

Im Folgenden berichte ich Ihnen von meinen Erfahrungen, woran ich verzweifelt bin und welche Erkenntnisse ich gewonnen habe. Sie finden Rezepte, die für mich gut funktioniert haben. Aber klar, jede und jeder von uns hat andere Ansprüche an Alltagsgegenstände, Kosmetika oder Kleidung. Ich habe das Kapitel so aufgebaut, dass möglichst viele von Ihnen möglichst viel mitnehmen und ausprobieren können. Aber natürlich kann es sein, dass es unter Ihnen Menschen gibt, die ganz andere Bedürfnisse haben. Für diesen Fall vorab noch ein Rat: Geben Sie bitte nicht auf, sondern testen und scheitern Sie und gelangen Sie irgendwann zu Lösungen, die funktionieren. Zum Beispiel bei dem festen Shampoo, für das ich Ihnen gleich das Rezept verrate: Experimentieren Sie gern mit verschiedenen Ölen oder Fetten, bis Sie für Ihren Haartyp eine gute Mischung gefunden haben. Bis ich ein Shampoo gefunden hatte, mit dem meine Haare nicht à la nasses Biberfell zusammenklebten, dauerte es auch.

Putzen mit Hausmitteln

Auf der Suche nach unbedenklichen Putzmittelalternativen halte ich in der Drogerie viele Attrappen in der Hand. Da ist zum Beispiel das Spülmittel, die Optik in Grün gehalten, eine süße Zeichnung unseres Planeten drauf. Es wirkt so unschuldig, enthält dann aber doch zwei bedenkliche Inhaltsstoffe. Ein anderer Trick ist es, die Verpackung so zu gestalten, dass sie auf den ersten Blick so wirkt, als sei sie aus Glas oder Papier, obwohl es sich doch nur um Plastik handelt. Oder die angeblichen Ökowaschmittel, die Mikroplastik und bedenkliche Duftstoffe enthalten. Ganz selten halte ich komplett unproblematische Produkte in den Händen.

Weil ich nicht länger stundenlang vor Supermarktregalen irgendwelche Mittel mit Apps abscannen will, beschließe ich, viele meiner Putzmittel künftig selbst zu machen. Dass das geht, weiß ich von einer Freundin, die das schon seit vielen Jahren so macht. Begonnen hatte sie das damals aus Geldnot. Statt teuren Mittelchen für jeden noch so erdenklichen Zweck landen also Hausmittel zum Putzen in meinem Einkaufskorb. Ich kaufe Zitronensäure und Haushaltsessig gegen Kalk; Soda, Kernseife und Natron gegen Fett und Schmutz; Sauerstoffbleiche gegen vergilbte Wäsche sowie Speisestärke als Scheuermittel, als Rieselhilfe und als Andickungsmittel – alles zusammen kostet nicht mal zehn Euro. Dieses Paket enthält alle wichtigen Zutaten, um die wichtigsten Putzmittel selbst zusammenzurühren. Und das Beste: Es fällt kaum Müll an.

Ich recherchiere, lese mich in Zero-Waste-Blogs ein, befrage FreundInnen, meine Verwandtschaft älteren Semesters und probiere viel aus. Meine erste Lektion stellt sogleich mein Durchhaltevermögen auf die Probe: Wer auf endokrine Disruptoren verzichten will, muss Rückschläge verkraften. Dass man aus geriebener Kernseife selbst Spüli herstellen kann, hatte ich gelesen. Bloß aufkochen und mit Natron mischen, stand da. Am Ende habe ich einen seltsam riechenden, bröckeligen Brei, der gar nicht erst aus der Flasche kommen will. Meine Gläser bekommen davon einen schmierigen Film. Nach ein paar Tagen kippe ich die Reste schließlich weg.

Während des Ausprobierens erkenne ich aber auch, dass manchmal Dinge möglich sind, von denen man im Leben nicht glauben würde, dass sie funktionieren. Zum Beispiel das Spülmittel aus Efeublättern. Beim Spaziergang sammele ich eine Handvoll Blätter, koche sie in Wasser auf, und siehe da, dank der enthaltenen Saponine machen sie unser Geschirr tatsächlich sauber. Der einzige Nachteil: Das Efeuspüli ist nur wenige Tage haltbar, sodass man es jede Woche neu ansetzen muss. Und ich erkenne auch, dass der Verzicht viel Zeit einnimmt und ich meinen Alltag umstrukturieren muss. Seither kaufe ich zum Beispiel nur noch ein-, höchstens zweimal pro Woche ein statt wie zuvor jeden Tag. Nicht mehr jeden Abend nach Feierabend in der überlangen Supermarktschlange stehen zu müssen schafft mir den Freiraum für die nötigen Do-it-yourself-Versuche.

Nach monatelangen Tests, Rückschlägen und Optimierungen sind es die folgenden Rezepte, mit denen ich nun dem Dreck an den Kragen gehe. Wichtig war mir, dass sie alle mit so wenigen Grundzutaten wie möglich auskommen, weil ich selbst kaum etwas frustrierender finde, als immer neue Grundzutaten für Rezepte besorgen zu müssen, die danach nicht mehr genutzt werden.

Bevor es zu den Rezepten geht, ein paar Sicherheitshinweise vorab: Auch einige der hier eingesetzten Stoffe wie Soda oder Zitronensäure sind Gefahrenstoffe, wenn auch natürliche und abbaubare. So ist bei der Verarbeitung behutsam und mit Bedacht vorzugehen. Heben Sie die Stoffe unzugänglich für Kinder auf. Berücksichtigen Sie die Verarbeitungshinweise und denken Sie daran, dass Sie mit Chemikalien hantieren.

Folgende Zutaten können Sie in der Drogerie oder im Supermarkt besorgen:

- Haushaltsessig
- Natron
- Biokernseife
- Reines Soda-Pulver
- Sauerstoffbleiche
- Speisestärke
- Zitronensäure-Pulver

Außerdem benötigen Sie das Tensid SCI in Pulverform, das es zum Beispiel in Onlineshops gibt. Genauer handelt es sich dabei um Sodium Cocoyl Isethionate, ein mildes pflanzliches Tensid aus Kokosöl-Fettsäuren, das vor allem zur Herstellung von Kosmetika genutzt wird. Bei der Verarbeitung ist jedoch Vorsicht geboten. Tenside in Pulverform sollten nicht eingeatmet werden, da sie die Atemwege reizen können. Daher unbedingt eine FFP-3-Maske bei der Verarbeitung tragen und darauf achten, beim Mischen wenig Staub aufzuwirbeln. Im gebundenen Zustand sind sie hingegen unbedenklich. Es empfiehlt sich außerdem, beim Putzen langlebige Gummihandschuhe zu tragen, weil auch die Hausmittel aggressiv zur Haut sein können.

Spülmittel

Statt flüssiges Spüli in Plastikflaschen zu kaufen, habe ich mir festes zusammengerührt und in ein Marmeladenglas abgefüllt. Eine Portion lässt sich mit einer feuchten Bürste oder dem Spültuch abreiben. Dazu habe ich 40 Gramm des Tensids SCI vorsichtig mit 40 Gramm Speisestärke und zehn Gramm fein geraspelter Kernseife vermischt. Achtung! Beim Verarbeiten bitte Maske aufsetzen, siehe Seite 189. Anschließend habe ich 40 Milliliter Wasser dazugegeben und es zu einer festen Masse geknetet, die ich in ein altes Glas mit großer Öffnung eingefüllt habe.

Alternativ: Das Efeuspülmittel (zwölf gereinigte Efeublätter klein hacken und in einem Liter Wasser aufkochen, die Blätterreste entfernen, fertig!) nutze ich gern zwischendurch, weil sich Efeu auf fast jedem Spaziergang sammeln lässt. Es hält gekühlt etwa eine Woche. Wer Nudeln oder Kartoffeln gekocht hat, kann das Kochwasser auch gleich zum Spülen nutzen, aufgrund der enthaltenen Stärke reinigt es prima.

Scheuermittel

Ob im Waschbecken oder in der Spüle, hartnäckigem Schmutz bin ich früher gern mit Scheuermilch zu Leibe gerückt. Was für eine Mikroplastikschleuder! Heute mische ich jeweils einen Esslöffel Natron und Soda mit zwei Esslöffeln Speisestärke und fülle sie in ein altes Schraubglas. Deckel drauf, schütteln, fertig ist der Scheuermilchersatz. Alles, was stark haftet, wird hiermit geschrubbt, auch angebrannte Töpfe, eingebrannte Reste im Backofen (am besten kurz einwirken lassen), der grüne Schleier des Tees in der Kanne oder die Fugen der Fliesen, die ich mit einer alten Zahnbürste bearbeite. Wer noch mehr Scheuerkraft braucht, kann Salzkörnchen oder einen Schwamm aus Edelstahl oder Kupfer zu Hilfe nehmen. Bitte beachten: Diese Mischung ist nicht für empfindliche Oberflächen wie Kunststoffoberflächen oder Materialien aus Marmor oder Naturstein geeignet.

Kalk- und Allzweckreiniger

Für verkalkte Armaturen nutze ich Essig, dem ich mit ein paar klein geschnittenen und anschließend eingeweichten Orangenschalen oder Zitronenschalen einen etwas angenehmeren Duft verpasse. Aus einem Schraubglas träufle ich jeweils etwas direkt auf den feuchten Putzlappen. Ein toller Allzweckreiniger für Bad und Küche, der sich aufgrund seiner fett- und kalklösenden Eigenschaften verdünnt auch super zum

Wischen von Fliesen oder PVC eignet. Tipp: Gegen hartnäckigen Kalk tränke ich ein Tuch mit der Essigmischung, breite es auf der betreffenden Stelle aus und lasse es einwirken. Und keine Sorge, der Essiggeruch verfliegt schnell!

Für leichtere Verschmutzungen hat sich außerdem bewährt, einen gehäuften Teelöffel Soda in einem halben Liter Wasser aufzulösen und die Mischung in einer Flasche abzufüllen.

Toilettenreiniger

Durch ihre kalklösende Wirkung eignen sich Zitronensäure und Essig besonders gut für den Einsatz gegen die Ablagerungen in der Toilettenschüssel. Mit einem Löffel lässt sich das Zitronensäurepulver gut am Rand auftragen, und nach einer Einwirkzeit von circa 20 Minuten und etwas Schrubben mit der Toilettenbürste löst sich der Urinstein. Wer nicht auf den klassischen Toilettenreiniger verzichten will, kann sich selbst einen köcheln: Dazu 200 Milliliter Wasser zum Kochen bringen, vier Teelöffel Stärke in einer Tasse mit einem Schuss Wassers glattrühren, um Klumpen zu vermeiden. Diese Masse schließlich mit einem Schneebesen mit dem Wasser verquirlen. Nach dem Abkühlen (!) 70 Milliliter Essigessenz einrühren. Fertig ist eine etwas dickflüssige Masse, die sich mit einer ausgedienten Flasche gut unter den Rand der Schüssel aufbringen lässt – und an Ort und Stelle einwirken kann. Alternativ können auch statt Essig zwei Teelöffel Zitronensäure in die erkaltete (wichtig!) Menge aus Wasser und Stärke eingerührt werden. Auftragen, einwirken lassen, fertig. Dank den Gründerinnen von Klara Grün habe ich außerdem noch Putzsteine aus Bimsstein entdeckt, damit lassen sich Verschmutzungen auch in der Toilettenschüssel wegkratzen.

Bodenreiniger

Statt klassischem Bodenreiniger schäume ich Kernseife im Putzwasser auf. Im Badezimmer gebe ich zusätzlich etwas Haushaltsessig für den Glanz der Fliesen in den Putzeimer.

Glasreiniger

Mischen Sie 250 Milliliter Haushaltsessig mit 750 Milliliter Wasser, fertig ist der Glasreiniger! Auch Spiritus kann statt Essig genutzt werden, das ist für mich aufgrund des höheren Preises und der von ihm potenziell ausgehenden Gefahren jedoch die schlechtere Alternative.

Waschmittel

Passendes Waschmittel zu finden fand ich schwer: Mit dem Waschmittelkonzentrat aus dem Unverpacktladen fing meine Wäsche an zu müffeln. Ich wasche auch mit Sud aus getrockneten und klein gehackten Kastanien oder mit klein geschnittenen Efeublättern, was gerade bei hohen Temperaturen und dunkler Wäsche dank Saponinen erstaunlich gut funktioniert. Doch der Aufwand ist groß. In der Drogerie finde ich nach langer Suche zwei Waschpulver ohne Umwelthormone und bedenkliche Duftstoffe, ein Vollwaschmittel und ein Colorwaschmittel. Auch für Wolle und Seide kommt ein ökologisches Mittel zum Einsatz. Die Dosierung wähle ich so niedrig wie möglich. Das ist für mich ein guter Kompromiss, auch wenn dort für meinen Geschmack immer noch zu viele Duftstoffe eingesetzt werden. Hier empfehle ich: Wählen Sie einfach mit Codecheck oder anderen Apps die am wenigsten schlimme Alternative aus der Drogerie. Zudem versuche ich, meine Kleidung seltener zu waschen, oft reicht auch Lüften, gerade bei Wolle oder Jeans. So halten die Sachen länger und bringen weniger Schadstoffe an meinen Körper. Übrigens: Für die Langlebigkeit lohnt sich zudem ein Verzicht auf den Trockner, Kleidung nutzt hier schneller ab. Zudem verbraucht er unnötig Energie.

Statt aggressiver Wäsche-Weiß-Mittel gebe ich bei weißer Wäsche etwas Sauerstoffbleiche ins Spülfach der Maschine, um Vergilben vorzubeugen. Bleiche ist biologisch abbaubar.

Fleckenbehandlung

Sei es der vergilbte Kragen eines hellen Hemdes oder ein Fettfleck auf der Hose – statt aggressiver Fleckenentferner und Vorwaschsprays nutze ich Gallseife, ein altes Hausmittel, egal ob für weiße oder bunte Wäsche. Wie immer gilt: Am besten einmal an verdeckter Stelle testen! Ein festes Seifenstück kostet in der Drogerie zwischen einem und zwei Euro und hält bei mir Jahre. Kleidung anfeuchten, mit der festen Seife darüberreiben, mit einer Bürste einmassieren, etwa 15 Minuten einwirken lassen und die Waschmaschine starten oder mit kaltem Wasser ausspülen. Alternativ raspele ich etwa einen Esslöffel in Flocken und mische diese mit 200 Milliliter Wasser in einem Schraubglas. Ab und zu schütteln, nach einem Tag entsteht dann eine flüssige Seife, die ich nach Bedarf auf die fleckigen Stellen gebe und mit einer Bürste einarbeite.

Weichspüler

Ich bin bisher gut ohne Weichspüler ausgekommen, wer seine Wäsche dennoch etwas »besänftigen« möchte, gibt einfach zwei bis vier Esslöffel Haushaltsessig in das Weichspülerfach seiner Waschmaschine. Der Essig enthärtet Wasser, schützt die Farben dunkler Textilien, desinfiziert und löst Kalkablagerungen aus der Kleidung.

Putztücher

Statt Spülschwämmen aus Plastik nutze ich Spültücher aus Hanffasern, die es neuerdings in meiner Drogerie gibt. Für viele Putzanwendungen tun es aber auch alte Handtücher oder abgetragene Kleidung aus Baumwolle, die ich in handliche Stücke schneide. Damit sie nicht ausfransen, umsäume ich sie mit der Nähmaschine einmal. Bevor bei mir alte Kleidung aus Baumwolle entsorgt wird, wird sie noch einmal zu Putzlappen umfunktioniert. Wie auch die Hanftücher können sie bei 60 Grad gewaschen und wiederverwendet werden. So produziere ich kaum zusätzlichen Müll und kein Mikroplastik mehr. Hartnäckige Verkrustungen lasse ich einweichen und nutze wiederverwendbare Schwämmchen wie Topfreiniger aus Edelstahl. Auch Spülbürsten aus Holz mit natürlichen Borsten helfen zum Beispiel, um Tee- oder Thermoskannen zu reinigen. Tipp: Aus Jute- oder Hanf-Paketband sowie in Streifen geschnittenen T-Shirts lassen sich tolle waschbare Schwämmchen häkeln.

Welche Kosmetika ersetzen, welche ganz verbannen?

Bis auf Waschmittel brauche ich keine herkömmlichen Reinigungsprodukte mehr in meinem Leben, das verbuche ich als Erfolg. Das funktioniert wohl auch, weil Putzen für mich nicht mehr als Mittel zum Zweck ist. Hauptsache, es wird sauber. Exotische Düfte, Wohlfühlvibes und andere Werbeversprechen à la »strahlender Glanz« konnten mich noch nie beeindrucken.

Anders bei Kosmetika. Noch bevor ich in die Pubertät kam, bemalte ich meine Augen mit den Kajalstiften meiner Mutter. Schnell kam auch Concealer dazu, denn Augenringe habe ich immer, da kann ich schlafen, solange ich will. So ging das viele Jahre, stetig kamen neue Produkte hinzu. Während des Studiums machten sich meine damaligen Mitbewohner darüber lustig, dass ich mich selbst für den Gang zu Aldi schminkte. Wie sinnlos, denke ich jetzt! Die meiste Zeit verbringe ich heute ungeschminkt. Und doch merke ich, wie viel mehr ich mich beim Blick in den Spiegel mag, wenn ich etwas Schminke aufgetragen habe. Komischerweise fühle ich mich sogar frischer und leistungsfähiger.

Dazu kommt dieses wohlige Gefühl, wenn man sich nach dem Duschen mit einer gut riechenden Bodylotion eincremt oder vorm Zubettgehen eine Gesichtsmaske aufträgt. Vom Gefühl, sich zu belohnen und sich etwas Gutes zu tun, berichten viele FreundInnen. Es ist absurd: Oftmals nutzen wir Produkte mit Umwelthormonen dann, wenn wir uns etwas

Gutes tun wollen. In den vergangenen Monaten habe ich meine tägliche Kosmetikdosis auf ein Minimum reduziert, obwohl es mir zunächst schwerfiel. Zugegeben, einen kompletten Verzicht halte ich schon deshalb nicht durch, weil ich als Moderatorin nicht komplett ungestylt auf eine Bühne gehen will.

Ich beschließe, künftig genau zu prüfen, ob es tatsächlich Chemiekeulen wie Haarspray, Parfum oder herkömmliches Deo braucht. Ob Schminke wirklich nötig ist oder ob nicht auch bloß etwas Gesichtscreme reicht. Für den Alltag setze ich auf ökologische oder selbst zusammengestellte Kosmetika, auf die meisten Dinge verzichte ich oder reduziere die Häufigkeit. Früher duschte ich täglich, tat immer Spülung in die Haare. Heute dusche ich seltener, was als positiver Nebeneffekt den Zustand meiner Haut und ihren Durst nach Bodylotion schmälerte. So dürfte es vielen von uns gehen: Ließe sich Ihre tägliche Dosis Schadstoffe auch so reduzieren? Etwa indem Sie weniger oft Parfum verwenden oder nicht mehr jeden Tag Make-up tragen? Brauchen Sie wirklich jeden Tag das Super-Power-48-Stunden-Deo, oder tut es für den Alltag auch ein sanfteres, mit weniger schädlichen Inhaltsstoffen? Nachdem ich mein Leben so auf den Prüfstand gestellt habe, bin ich meist »ökig« unterwegs, wie meine Freundin Alice gern sagt, ihre Abkürzung für »ökologisch«. Ich versuche die herkömmlichen Kosmetika nur noch zu besonderen Anlässen zu verwenden. Im Alltag verzichte ich ganz darauf, nutze ausgewählte Naturkosmetik oder von mir selbst hergestellte Alternativen.

Produkte ohne potenzielle endokrine Disruptoren zu finden, die dann auch für die eigenen Gewohnheiten und die Ansprüche der eigenen Haare oder Haut funktionieren, das ist schwierig und erfordert Geduld. Einfach mal so ein Produkt kaufen, das nett designt ist oder gut riecht, das gehört der Vergangenheit an. Stattdessen studiere ich die Inhaltsstoffe und scanne sie mit Codecheck, weil die Liste der bedenklichen Inhaltsstoffe zu lang ist, um jeden von ihnen auswendig zu kennen. Wie oft stand ich schon in der Drogerie und war verzweifelt: Über zehn Euro für ein Stück Haarseife, das für wenige Haarwäschen reichen soll. Oder vermeintlich gesunde Naturprodukte, die dann doch zu viele Duftstoffe enthalten.

Weil ich aber kaum Produkte finde, die ohne bedenkliche Stoffe auskommen, stelle ich viele Kosmetika inzwischen selbst her. Das macht Spaß, die Lernkurve ist steil – und doch ist der Weg holpriger als jener zu selbst gemachten Putzmitteln. Jedes Mal, wenn wieder ein Rezept geklappt hat, freue ich mich riesig. Das viele Geld, das ich früher in die Drogerien getragen habe – zuletzt bestimmt 30 Euro im Monat –, investiere ich jetzt in Biolebensmittel und die Inhaltsstoffe selbst gemachter Kosmetik. Denn nur wer Dinge selbst macht, selbst alte Gläser und Fläschchen auswäscht und den Schneebesen schwingt, kann ziemlich sicher sein, dass keine bedenklichen Inhaltsstoffe enthalten sind.

Wer ganz und gar keine Lust aufs Selbstmachen hat, dem rate ich dazu, zu Naturkosmetika zu greifen, hier sind zumindest ein Großteil der bedenklichen Stoffe wie Inhaltsstoffe auf Erdölbasis oder Silikone verboten. Achten Sie darauf, dass möglichst wenige Duftstoffe enthalten sind. Am besten wählen Sie feste Shampoos oder Seifenstücke in Bioqualität, denn diese bergen in der Regel noch weniger problematische Stoffe, da sie keine Plastikverpackungen umgeben, aus denen sich Schadstoffe herauslösen könnten.

Mein schadstofffreieres Badezimmer

Für meine kleine Hexenküche bestelle ich in einem Onlineshop für Naturprodukte einige Grundzutaten in Bioqualität, mit denen sich zahlreiche Produkte selbst herstellen lassen. Die wichtigsten Grundzutaten bei selbst gemachter Kosmetik sind für mich Heil- oder Tonerde, das vielfach einsetzbare Tensid SCI in Pulverform, Kakao- und Sheabutter sowie verschiedene Öle wie etwa Traubenkern- oder Mandelöl. Auch Speisestärke wird oft benötigt, die habe ich aber schon zu Hause. Zusammen bezahle ich rund 40 Euro, habe aber so viele Zutaten, dass ich über lange Zeit zahlreiche Kosmetika selbst herstellen kann. Zur Aufbewahrung habe ich einige Tiegel aus Glas und Döschen aus Edelstahl gesammelt. Solche sind auch günstig im Internet zu finden.

Alle im Folgenden aufgeführten Rezepte haben sich nach vielen Fehlversuchen als tolle Alternativen für meine Bedürfnisse herausgestellt. Dabei setze ich auf eine minimalistische Herangehensweise: In meinen Rezepten findet sich nicht mehr als nötig, beschränkt auf möglichst wenige Grundzutaten. Gerade, was Haut und Haar angeht, unterscheiden wir

Menschen uns jedoch sehr. Falls also eines der Rezepte mal nicht für Sie funktionieren sollte, geben Sie nicht auf, sondern optimieren Sie Mischverhältnisse und ersetzen Sie Zutaten. So lassen sich flüssige Öle oft austauschen. Auch Sheabutter und Kakaobutter sind gut ersetzbar.

Achtung: Beim Selbstkochen von Kosmetik unbedingt auf größte Sauberkeit achten. Es empfiehlt sich, alle Arbeitsmittel vorher mit heißem Wasser zu sterilisieren.

Lippenbalsam

Petrolatum – ein so unscheinbar klingendes Wort, das ich lange überlesen habe. Dabei ist es der Hauptbestandteil der Creme, die ich jahrelang auf meine spröden Lippen schmierte. Hergestellt wird es aus Erdöl. Eine Internetrecherche zeigt, dass Verbindungen, die in Mineralöl verkommen (»Mineral Oil Aromatic Hydrocarbons«, abgekürzt auch »MOAH«), womöglich krebserregend sind. Stiftung Warentest sagt sogar, dass diese Stoffe »nicht in den Körper gelangen sollten«. Die Europäische Behörde für Lebensmittelsicherheit (EFSA) nimmt an, dass sie das Erbgut verändern und Krebs verursachen können. Auch andere handelsübliche Lippenpflege-Klassiker sind betroffen. Klar ist: Es muss eine Alternative her, und Selbstmachen ist für mich die erste Wahl.

Lippenbalsam stelle ich seither aus Kakaobutter und Kokos-, Mandel-, Oliven- oder Traubenkern-Öl her. Ich stelle ein Schraubglas in ein Wasserbad und lasse darin 10 Gramm Kakaobutter schmelzen und rühre 10 Gramm Öl unter. Die heiße, flüssige Masse wird in ein Gläschen gefüllt, in das ich gut mit dem Finger reinkomme. Am besten im Kühlschrank erkalten lassen und währenddessen mehrmals umrühren, dann entsteht eine cremige Konsistenz. Übrigens: Stellt sich die Masse als zu fest heraus, kann sie einfach nochmals im Wasserbad geschmolzen und mit zusätzlichem Öl geschmeidiger gemacht werden.

Gesichtsmaske

In der Drogerie gibt es Dutzende Gesichtsmasken, teils mit Mikroplastik und aggressiven Duftstoffen versetzt. Oftmals ist die Menge für jede Anwendung einzeln verpackt. Überflüssig, weiß ich jetzt – will ich eine Gesichtsmaske auftragen, nutze ich bloß noch Heil- oder Tonerde. Erstere gibt's in einer großen Packung für rund vier Euro in der Drogerie. Diverse Tonerden eignen sich genauso, denn einfach ausgedrückt: Die kleinen Erdkörnchen nehmen viele Bakterien und den Schmutz auf und wirken so desinfizierend. Beim Abwaschen hat die Maske zudem einen leicht peelenden Effekt. In einem Schälchen vermische ich einen Teelöffel Heilerde mit zwei Teelöffeln Wasser, voilà, fertig ist die Gesichtsmaske. Wer besonders trockene Haut hat, kann einen der Teelöffel

Wasser durch Olivenöl ersetzen. Sobald die Maske getrocknet ist, sollte sie entfernt werden. Wer besonders fettige Haut hat, kann sie etwas länger drauflassen, für einen »entfettenden« Effekt.

Peeling

Manchmal ist es verblüffend einfach, auf endokrine Disruptoren zu verzichten. Statt Geld für umweltverschmutzende Mikroplastikteilchen auszugeben, nutze ich für Gesichtspeeling etwas Heilerde oder den alten Kaffeesatz aus meinem Espressokocher. Den verreibe ich einfach pur zwischen den Händen. Wer trockene Haut hat, gebe zwei Teelöffel Olivenöl dazu. Wer zu fettiger Haut neigt, kann statt Kaffee auch auf Salz als Peeling setzen.

Shampoo

Heilerde ist ein wahres Allround-Talent und funktioniert auch als Shampoo. Dafür mische ich zwei Teelöffel Heilerde mit 750 Milliliter Wasser. Wer etwas Beruhigendes für die Kopfhaut möchte, kann auch einen Liter Kamillentee aufkochen und die Heilerde dann in den lauwarmen Tee rühren. Lasse ich dieses Shampoo wie eine Maske 15 Minuten einwirken, zieht es tatsächlich allen Schmutz aus meinen Haaren. Für den Alltag ist diese Variante leider etwas aufwendig.

Dafür hat sich bei mir folgendes Rezept bewährt: Aus dem Pulver des milden Tensids SCI, Speisestärke, Kakaobutter und Heilerde stelle ich ein Waschstück her, das meine Haare schnell säubert und sie sogar gut kämmbar macht. **Achtung!** Bei der Verarbeitung von SCI unbedingt eine FFP-3-Maske tragen, da die Stäube nicht eingeatmet werden sollten.

Dazu vermische ich 50 Gramm Speisestärke vorsichtig mit 50 Gramm SCI und einem Esslöffel Heilerde in einer Schüssel. In einem Wasserbad bringe ich 35 Gramm Kakaobutter zum Schmelzen und rühre diese anschließend unter. Damit eine feste Masse entsteht, knete ich den Teig anschließend in den Händen. Ist die Masse zu feucht, noch etwas Stärke hinzugeben. Ist sie zu bröckelig, einfach etwas mehr Kakaobutter hinzufügen. Abschließend fülle ich die Masse in kleine Dosen, die ich mit Butterbrotpapier ausgekleidet habe, das ich nach dem Trocknen einfach ablösen kann. Nach rund 24 Stunden ist das Waschstück ausgehärtet und kann verwendet werden.

Das Rezept ergibt etwa drei quadratische Waschstücke, die jeweils ungefähr einen Monat halten. Wer besonders empfindliche Kopfhaut hat, kann die Stärke auch durch Heil- oder Tonerde ersetzen. Tipp: Die Seifenreste sammele ich in einem Säckchen (ein vereinzelter Socken geht auch) und kann sie so restlos aufbrauchen.

Duschgel

Statt Duschgel nutze ich Bioseifen, zum Beispiel auf Basis von Olivenöl. Im Bioladen oder auch in der Drogerie gibt es inzwischen eine große Auswahl an Seifen auf Basis von Bioölen. Selbst einfache Kernseife riecht für mich inzwischen besser als so manch überparfümiertes Duschgel, und sie tut einfach ihren Zweck. Seife hat jedoch einen höheren PH-Wert als unsere Haut, wer häufig duscht oder empfindliche Haut hat, sollte sie nur vorsichtig einsetzen.

Handcreme und Bodylotion

Als Handcreme und Bodylotion nutze ich eine Mischung aus folgenden Zutaten: Ich schmelze im Wasserbad 25 Gramm Sheabutter, 15 Gramm Kakaobutter sowie 50 Gramm Kokosöl. Anschließend rühre ich 10 Gramm Traubenkernöl unter und fülle die Masse dann in einen Tiegel. Nach dem Erkalten lässt sich die Creme mit Körperwärme leicht verteilen.

Tipp: Oft hilft auch pures Öl, am besten nach dem Duschen auf die noch leicht feuchte Haut auftragen. Gute Erfahrungen habe ich mit Kokos- und Mandelöl gemacht.

Make-up-Entferner

Will ich Make-up entfernen, betupfe ich ein wiederverwendbares Pad mit etwas Mandelöl, so kann ich selbst Mascara leicht entfernen.

Gesichtswasser

Ab und zu nutze ich Gesichtswasser mit Bioapfelessig, um den Säureschutzmantel der Haut zu unterstützen. Die Inhaltsstoffe des Apfelessigs wie etwa Vitamine B1, B2 und B6, Betacarotin, Folsäure, Vitamin C und Vitamin E stärken die Haut. Dazu einen Teil Apfelessig mit vier Teilen Wasser vermischen. Ich tränke jeweils ein wiederverwendbares Pad und tupfe mein Gesicht damit ab. Die Augenpartie spare ich aus. Auch als Spülung kann man Apfelessig nutzen: Dazu drei Esslöffel Essig in einem Liter Wasser verdünnen und nach dem Haarewaschen damit abspülen. Dies wird auch »saure Rinse« genannt.

Deodorant

Ein Deo aufzutreiben, das einerseits unbedenklich ist und dann auch noch wirkt, stellte sich schwierig heraus. Ich habe teure Cremedeos in Tiegeln aus der Drogerie probiert, die meinen eigenen Geruch noch verschlimmert haben. Ich habe verschiedenste Deos selbst zusammengerührt, etwa aus Wasser, Speisestärke und Natron oder aus Kokosöl und Natron. Und na ja, einige Wochen später stellte ich fest, dass alle meine weißen T-Shirts einen rosa Schleier unter den Armen bekommen haben, wohl eine chemische Reaktion. Nun benutze ich eines aus Naturkosmetik mit möglichst wenig Duftstoffen. Und zugegeben: Für lange und anstrengende Tage nutze ich noch ein konventionelles Deo.

Sonnencreme

Gleich vorweg: Eine tolle Alternative zu herkömmlicher Sonnencreme habe ich bislang nicht gefunden. Und die herkömmliche hat aufgrund der enthaltenen Mikroplastikteilchen bei mir keine Chance mehr. Ich kaufe in der Drogerie für knapp zehn Euro eine ohne bedenkliche Inhaltsstoffe. Deren Konsistenz ist wie jene von Sauce Hollandaise: Sie lässt sich schwer verreiben und hinterlässt einen gelben Film. Trotzdem halte ich diese für die bessere Alternative. Und es gibt Hoffnung: Aktuell kommen ständig neue Produkte mit mineralischen Filtern auf den Markt. Also, einfach mal ausprobieren!

Trockenshampoo

Gleich ein Viertel der Inhaltsstoffe des Trockenshampoos, das ich bislang verwendete, stellen sich als höchst bedenklich heraus. Es ist eins der verseuchtesten Produkte in meinem Badezimmer. Für den Fall, dass die Zeit mal nicht für eine Haarwäsche reicht, nutze ich seither Folgendes: Ich mische zu gleichen Teilen Natron und Speisestärke in einem Schraubglas. Mit einem großen Kosmetikpinsel trage ich dies auf den Haaransatz auf, verreibe es und kämme die Überreste aus. Dasselbe funktioniert für dunklere Haare übrigens auch mit Heilerde.

Wattepads

Statt Wattepads zu benutzen, die bei jeder Nutzung neuen Müll produzieren, nähe ich mir aus alten Baumwollhemden oder alten T-Shirts selbst welche. Diese kann ich bei 60 Grad waschen und beliebig oft wiederverwenden. Mit einem Glas zeichne ich kleine Kreise auf den Stoff, schneide sie aus und nähe jeweils zwei bis drei Lagen mit einem Zickzackstich am Rand zusammen. Wer keine Nähmaschine zur Hand hat, kann diese auch mit der Hand zusammennähen. Dazu eignet sich am besten der sogenannte Schlingenstich, einfach mal googeln. Zwar gibt es auch in der Drogerie inzwischen wiederverwendbare Abschminkpads, doch diese bestehen häufig aus Kunststofffasern, die bei jeder Wäsche Mikroplastikteilchen in unsere Umwelt entlassen.

Menstruationsprodukte

Da herkömmliche Tampons und Slipeinlagen endokrine Disruptoren enthalten können, vermeide ich sie seither. Auf dem Markt rund um die Menstruation hat sich in den vergangenen Jahren einiges getan: Periodenunterwäsche, zahlreiche Anbieter produzieren nun Tampons aus Biobaumwolle, und auch wiederverwendbare Produkte zahlreicher Hersteller kommen zunehmend im Mainstream an. Allesamt in meinen Augen bessere Alternativen! Auch wenn ich mir so manche Alternative wie das Free Bleeding, bei dem das Blut auf der Toilette kontrolliert abgelassen wird, nicht für mich vorstellen kann, finde ich es wichtig, das Thema zu enttabuisieren. In Unverpacktläden finde ich kleine Tücher zum Zusammenrollen mit Rückholfaden, die man nach der Benutzung wiederverwenden kann. Das ist mir zu viel Aufwand. Ich entscheide mich für eine Menstruationstasse aus medizinischem Silikon, weil dies für mich auch unter Abwägung der Praktikabilität und der Kosten die beste Lösung zu sein scheint.

Für die Zeit meiner Periode habe ich mir zudem einen Vorrat an wiederverwendbaren Slipeinlagen angelegt. Diese gibt es für rund zehn bis 20 Euro in Unverpacktläden zu kaufen. Ich habe mir selbst welche genäht: Die obere und die untere Lage bestehen aus Jersey, und die mittlere Schicht stelle ich aus Baumwollvlies her. Für Slipeinlagen reicht eine Schicht des Baumwollvlieses. Wer saugfähigere Binden herstellen will, nutzt drei, wie eben beschrieben. In der Mitte hat mein Schnittmodell zwei Laschen, die ich mit Druckknöpfen versehe, sodass ich sie um den Slip herumbinden und an der Unterseite befestigen kann. Nach der Benutzung weiche ich die Einlagen in kaltem Wasser ein und wasche sie später bei 60 Grad. Auf diesem Wege habe ich meinem Körper nicht nur potenzielle Schadstoffe erspart, sondern auch der Welt jede Menge Müll.

Die harmlosesten Alternativen aus der Drogerie

Auch ich greife noch auf gekaufte Produkte aus der Drogerie zurück. Gesichtscreme, Lippenstifte, Eyeliner, Mascara oder Make-up kaufe ich in Naturkosmetik-Qualität. Aber auch da habe ich den Ehrgeiz entwickelt, das ein oder andere Produkt noch durch selbst gemachte Alternativen zu ersetzen. Auch in Sachen Zahnpasta bin ich bislang noch nicht auf eine mich rundum glücklich machende Alternative gestoßen. Ich wähle mithilfe von Apps wie Codecheck oder ToxFox die am wenigsten schädliche Alternative und hoffe, dass es in den kommenden Jahren mehr und mehr unbedenkliche Alternativen gibt.

Giftfrei wohnen

Neben Kosmetika sind die Ausdünstungen in unseren Wohnungen eine Quelle von Umwelthormonen. Da sind die neuen Möbel, die Biozide und andere schädliche Bestandteile von Lacken und Farben ausdünsten können. Da sind Fußböden aus Vinyl oder PVC, Kunststofffenster oder neue Textilien wie Gardinen oder Teppiche, aus denen Flammschutzmittel in unsere Atemluft gelangen. Eine überwältigende und unübersichtliche Masse an Schadstoffquellen, die ich mit drei Strategien etwas beherrschbarer machen will.

Zum einen gilt es, Neuwaren mit Schadstoffen zu vermeiden, etwa indem man zuerst einmal schaut, wie sich aus Altem Neues schaffen lässt. Zum Beispiel indem man antiken Möbeln einen neuen Anstrich verpasst, den Sessel durch einen frischen Bezug wieder aufhübscht oder statt Neuware Secondhandsachen kauft. Seien wir mal ehrlich, unsere Welt ist so voll von Dingen, dass es nicht noch mehr Neues braucht, um glücklich zu sein.

Fast alle Möbel in meiner Wohnung sind antik, waren keineswegs teuer und sind qualitativ viel hochwertiger als der Großteil der Möbel, die man heute im Möbelhaus kaufen kann. Zum einen haben antike Möbel in den vergangenen Jahren einen eklatanten Preisverfall erlebt, zum anderen lassen sie sich oft genug leicht aufarbeiten. Etwas Leim (zum Beispiel Glutinleim), Schmirgelpapier, Bienenwachs oder Farbe reichen meist, um sie wieder aufzuhübschen. Auch gebrauchte, damals hochwertig gepolsterte Sessel oder Sofas gibt es online en masse. Unter den Aspekten Nachhaltigkeit und Schadstofffreiheit ergibt es durchaus Sinn, diese aufpolstern und neu beziehen zu lassen, auch wenn es erst mal teurer ist. Ein mit traditionellem Handwerk aufgearbeitetes Sofa wird länger halten als ein 08/15-Sofa aus dem Möbelhaus. Das Schöne ist: Ihr Zuhause bleibt individuell und reiht sich nicht in das immer Gleiche ein. Bei elektrischen Geräten, die häufig Flammschutzmittel enthalten, gilt das Gleiche: Braucht es wirklich einen noch größeren Fernseher, tut es der alte noch, oder kann man ihn reparieren? Kurzum: Dass Möbel und andere Gegenstände so lange wie möglich am Leben bleiben, ist ein zentraler Weg, die Schadstoffbelastung zu Hause so klein wie möglich zu halten.

Tricks und Tipps für weniger Schadstoffe im Wohnraum:

- Gegen die Ausdünstungen unserer Möbel hilft vor allem eins: regelmäßig Stoßlüften, mindestens zweimal am Tag.
- Staubsaugen allein reicht nicht, um die sich im Staub sammelnden Schadstoffe zu entfernen, daher öfter feucht wischen.
- Stoffe für Sofas, Kissen oder Gardinen aus Naturfasern vor Kunstfasern. Erste Wahl sind Teile, die man selbst waschen kann.
- Gebrauchte Möbel vor Neukäufen, Reparieren vor Neuanschaffungen.
- Baumaterialien aus Naturprodukten vor chemischen. Etwa Holzfußboden oder Fliesen vor Laminat, Vinyl, Linoleum statt PVC. Wachs, Öl oder Naturfarben vor Acrylfarbe, wasserbasierte Acrylfarbe vor Kunstharz. Papier- vor Vinyltapete, die aus PVC hergestellt wird.

- Verzicht auf absperrende, wasserundurchlässige Farben wie Latexfarbe, in denen etwa Kunstharz und bedenkliche Konservierungsmittel wie das Biozid Isothiazolinone verarbeitet werden. Besser für Raumklima und Gesundheit sind diffusionsoffene Lehm- oder Kalkfarben. Wenn Dispersionsfarben, dann solche ohne Lösungsmittel.

Augen und Nase auf beim Neukauf

Lässt sich ein Neukauf nicht vermeiden, gelten ein paar Faustregeln, mit denen sich Produkte mit besonders vielen Schadstoffen vermeiden lassen. Einmal: »Der Nase nach.« Alles, was einen seltsamen Geruch ausstößt, enthält vermutlich giftige Substanzen. Beim Kauf von Möbeln heißt es zudem: Vollholz statt Pressspan, da hier kein Kleber zum Zusammenpressen der Holzspäne benötigt wird. In Ökoshops gibt es zudem Produkte wie Matratzen, die explizit ohne Flammschutzmittel und Schaumstoff, sondern traditionell aus Federkernen, Hanf und Rosshaaren hergestellt werden.

Auch bei Sanierungsarbeiten lohnt es sich, nach schadstofffreien Alternativen Ausschau zu halten. Muss die Tapete aus Vinyl sein, die Wandfarbe wirklich abwaschbar aus Latex oder der Fußboden aus Kunststoff? Wann immer möglich, sollten Sie auf Naturmaterialien setzen. Der Boden aus Holz, versiegelt mit Wachs oder Öl, die Wand mit Lehm verputzt und mit Kalk- oder Lehmfarbe gestrichen, sind die besseren Lösungen. Böden aus Natursteinen oder Fliesen sind besser als welche aus Kunststoffen, Türen lieber aus Vollholz und nicht aus Pressspan wählen. Klar, all das ist zwar erst mal teurer, hält aber bei richtiger Pflege mehr als ein Leben lang.

Je nachdem, wie viele Gegenstände und Baumaterialien in unseren Wohnungen aus Kunststoffen und Chemikalien bestehen, mit ihnen überzogen sind oder Flammschutzmittel enthalten, können unsere Wohnungen wahre Chemiekammern sein. Daher gilt: Zwei- bis dreimal am Tag stoßlüften, um die schlechte Luft rauszulassen. Außerdem hilft es, in einen guten Staubsauger zu investieren. Da sich Umwelthormone gern im Hausstaub sammeln, ist es zudem hilfreich, öfter feucht zu wischen. Das schützt besonders Kleinkinder, die in Bodennähe spielen oder auch mal Spielzeug in den Mund nehmen.

Weniger neue Kleidung, weniger Chemie

Die Bekleidungsindustrie ist eine der schmutzigsten Industrien der Welt. Man denke an die Farbstoffe für unsere Textilien, die Gerbstoffe für Lederprodukte oder schlicht an die hohe Zahl der nicht recycelbaren Kleidungsstücke mit immer minderwertigerer Qualität und Lebensdauer dank Fast Fashion. Kaufen wir hierzulande Kleidung womöglich noch aus Kunststofffasern, leben wir mitunter zulasten des Globalen Südens, wo Menschen häufig unter unwürdigen Bedingungen und niedrigsten Löhnen für unsere Kleidung arbeiten und ihre Gesundheit riskieren. Dazu verpestet dann die Herstellung unserer Kleidung die Umwelt vor Ort. Der ganze Produktionsprozess ist potenziell verseucht: Seien es Pestizide beim Anbau von Baumwolle, die Mittel, die unsere Kleidung färben, oder die Biozide, die zum Beispiel in die Schiffscontainer gesprüht werden können, damit der Inhalt auf dem langen Weg nicht von Schädlingen befallen wird. Darunter können auch endokrine Disruptoren sein. Auch nach dem langen Weg ist die Kleidung, die bei uns ankommt, oft noch stark belastet. Greenpeace testete etwa 2014 Kinderkleidung auf Schadstoffe und fand unter anderem Phthalate und perfluorierte Chemikalien (PFC).

Ich habe mein Shoppingverhalten, aber auch meinen Umgang mit Anziehsachen, radikal verändert. Alles, was ich besitze, trage ich, bis es wortwörtlich auseinanderfällt. Was nicht mehr gut genug fürs Büro ist, reicht vielleicht noch für die Freizeit, fürs Kochen oder am Ende für Garten- oder Renovierungsarbeiten. Zu guter Letzt werden aus vielen Kleidungsstücken bei mir Putzlappen, um aus den Ressourcen, die einmal dafür aufgewendet wurden, am meisten rauszuholen. Wie an vielen Stellen in diesem Buch geht auch hier die Vermeidung von Umwelthormonen Hand in Hand mit einem nachhaltigen Lebensstil. Kaufe ich neue Kleidung, schaue ich zuerst, ob ich diese nicht auch gebraucht bei eBay Kleinanzeigen oder im Secondhandladen finde. Mehr als drei Viertel meiner Kleidung finde ich auf diesem Wege, das meiste wurde von den VorbesitzerInnen kaum getragen.

Die richtige Pflege für ein langes Kleider-Leben

Ich versuche außerdem Kleidungsstücke so lange wie möglich in Benutzung zu halten: Ich achte darauf, sie sorgsam zu behandeln, die neue Seidenbluse etwa nicht beim Kochen zu tragen, sie seltener zu waschen und sie zu reparieren, falls sie mal ein Loch haben sollte oder ein Knopf abgefallen ist. Tatsächlich hilft auch das richtige Waschen. Die Wäsche auf links zu drehen und sie zu trennen: Weißes mit Weißem, Dunkles mit Dunklem, Feines mit Feinem, Wolle mit Wolle und Unempfindliches mit Unempfindlichen – nicht alles zusammen, bis das Weiß grau und unansehnlich und der Pullover verfilzt und zu klein geworden ist. Das sind zwar konservative Hausfrauentipps, doch gerade zur Ressourcenschonung wichtig.

Auch frage ich mich: Lässt sich ein inzwischen aus der Mode gekommenes Kleidungsstück durch Umnähen oder Färben noch mal aufpimpen? Ich kann mit der Nähmaschine umgehen, sodass ich häufig auch alte Kleidung wie zu große Secondhandjeans oder alte Wollpullover so umschneidere, dass sie mir passen und gefallen. Oder ich frage: Kann das, was ich nicht mehr brauche, vielleicht noch jemand gebrauchen? Bevor Kleidung im Altkleidercontainer landet und dort oft nur noch zu Putzlappen verarbeitet wird, lohnt es sich, im Freundeskreis zu fragen, ob nicht doch noch jemand Bedarf hat. Bevor ich etwas entsorge, seien es nun Klamotten oder andere Dinge, verkaufe ich es auf dem Flohmarkt, bei eBay Kleinanzeigen, verschenke es an Freundinnen oder über Zu-

Verschenken-Kisten an Fremde. Wie heißt es im Englischen so schön? »One man's trash is another man's treasure.« Auf Deutsch: Des einen Müll ist des anderen Schatz. Dabei geht es nicht um die paar Kröten, die man dabei möglicherweise noch verdient, sondern darum, dass die bereits produzierten Gegenstände weiter im Kreislauf bleiben, weiter benutzt werden, um die einmal dafür aufgebrachten Ressourcen bestmöglich zu nutzen und eben auch zu verhindern, dass unnötig neue Schadstoffe in die Welt gelangen.

Bei allem, was ich neu kaufe, achte ich auf hohe Qualität, damit die Sachen möglichst lange halten. Welche Absurdität unser Konsum angenommen hat, zeigt etwa eine Erhebung von Greenpeace, die ergab, dass 60 Prozent der Deutschen noch niemals ein Kleidungsstück zur Schusterin oder zum Schneider gebracht haben. Dabei gilt: Je öfter ein Produkt gewaschen wurde, desto weniger Schadstoffe sind enthalten. So zahlt es sich doppelt aus, auch Kinderkleidung secondhand zu kaufen, da mögliche Schadstoffe hier schon ausgewaschen sind. Trendprodukte, von denen ich weiß, dass sie voraussichtlich nur eine Saison überdauern, kaufe ich erst gar nicht. Ich achte darauf, mir Klamotten ohne Kunststoffanteile zuzulegen, weil sie robuster sind, die Fasern besser recycelbar sind und sie kein Mikroplastik produzieren. Kleidung aus Kunststofffasern ist kaum noch verwendbar, selbst für Putzlappen kann die Industrie sie kaum nutzen, da sie kaum Flüssigkeit aufnehmen. Nachhaltige Modelabels bieten inzwischen eine große Auswahl an Kleidung, die aus Biobaumwolle hergestellt und unter fairen Bedingungen produziert wurde. Gerade für Basics wie T-Shirts, Unterhemden oder Jeans ist die Auswahl riesig.

Vor dem Konsum frage ich mich: Hole ich mir damit neue Schadstoffe ins Haus? Steht das im Verhältnis zum kurzen Glücksgefühl nach dem Kauf? Und siehe da: Ich bin mit immer weniger zufrieden.

Weniger Schadstoffe in meiner Küche

Um Umwelthormone schließlich auch noch weitgehend aus meiner Küche zu verbannen, liegen zwei große Baustellen vor mir: Die Küchenutensilien und die Lebensmittel selbst. Ich öffne meine Küchenschränke mit dem Vorsatz, alle Stoffe, aus denen sich Schadstoffe lösen können, zu verbannen. Da sind beschichtete Pfanne, Pfannenwender, Kaffeefilter aus Plastik, Teesieb, Thermoskanne mit Plastikverschluss, Plastikdosen und Aufbewahrungsbehälter. Das meiste entsorge ich. Manche Dinge funktioniere ich um, nutze Dosen zum Beispiel zur Aufbewahrung von Bastelutensilien oder Werkzeugen. Nach den Regeln, die Sie am Ende von Kapitel 3 finden, sortiere ich Bedenkliches aus.

Ich kaufe mir gusseiserne Pfannen, koche meinen Kaffee im Edelstahl-Kocher und brühe meinen Tee mit einem Edelstahl-Tee-Ei auf. Ich schaffe mir mehrere Pfannenwender aus Holz an und nutze Schneidebretter aus einem Stück Holz. Alu- oder Frischhaltefolie brauche ich nicht, denn ich lagere die Reste vom Mittagessen in Keramik- oder Glasschüsseln, die ich mit einem Teller abdecke. Ich kaufe Brotdosen und Trinkflaschen, die bis auf einen kleinen Gummiring komplett aus Edelstahl oder Emaille hergestellt wurden. Neue Produkte aus Kunststoffen kommen mir nicht mehr in die Küche. Wenn man sich erst einmal daran gewöhnt hat, ist es gar nicht mehr so schwer.

Für Kunststoffe mit Lebensmittelkontakt gilt:

- Die Gefahr für das Übergehen von Umwelthormonen in Lebensmittel ist vereinfacht dargestellt umso höher, je wärmer, fettiger und flüssiger die Stoffe sind.
- Zudem sollte Reibung vermieden werden. Es gilt zum Beispiel: Lieber auf Holzlöffel und gusseiserne Pfanne zurückgreifen oder Edelstahlrührschüssel vor einer aus Plastik wählen. Edelstahltöpfe vor beschichteten, Gusseisen- oder Edelstahlpfanne vor Teflon.
- Essen nicht in Plastikschalen oder -verpackungen aufwärmen, etwa in der Mikrowelle.
- Plastikboxen nicht in der Spülmaschine reinigen, sondern mit der Hand spülen.
- Auch bei Backformen und Campinggeschirr gilt: Edelstahl, Gusseisen, Emaille, Glas oder Porzellan vor Silikon und Kunststoff. Gerade wenn warme Flüssigkeiten oder Mahlzeiten damit in Berührung kommen, ist die Gefahr von sich herauslösenden Stoffen hoch.

- To-go-Boxen und -Becher vermeiden, denn diese sind oft hauchdünn mit Kunststoff überzogen und oft mit Schadstoffen belastet.
- Spülschwämme oder -lappen aus Baumwolle, Leinen oder Hanf vor Mikrofaser oder anderen Produkten aus Kunststoffen.
- Vorsicht bei neuen als nachhaltig beworbenen Plastikalternativen etwa aus Bambusfasern oder Melaminharz. Einige Anbieter solcher Becher wurden dazu noch wegen irreführender Werbung abgemahnt, denn die enthaltenen Kunstharze sind weder »zu 100 Prozent biologisch abbaubar« noch »kompostierbar«.
- Edelstahl und Glasbehälter vor Plastikboxen. Tipp: Glasgefäße lassen sich übrigens auch einfrieren. Am besten nur zu drei Vierteln füllen, dann haben Flüssigkeiten genug Platz, sich auszudehnen.

Wie kann ich bedenkliche Lebensmittel meiden?

Statt schnell Schlüssel, Geldbeutel und Jutebeutel zu schnappen und zum Supermarkt auf der anderen Straßenseite zu gehen, bedeutet einkaufen jetzt mehr Aufwand, mehr Vorbereitung und mehr Stationen. Um hormonell wirksamen Pestiziden aus dem Weg zu gehen, setze ich überwiegend auf

Biolebensmittel, denn diese sind selten kontaminiert. Kaufe ich konventionelles Obst und Gemüse, meide ich jenes aus Nicht-EU-Ländern, da diese tendenziell stärker belastet sind oder dort Spritzmittel eingesetzt werden können, die bei uns verboten sind. Als Orientierung nutze ich außerdem die Zusammenstellung von PAN Europe auf Seite 63ff.

Mit leeren Schraubgläsern und Leinentaschen mache ich mich öfter auf den Weg in den Unverpacktladen. Dort angekommen wiege ich die Behältnisse und finde alle trockenen Lebensmittel, die ich brauche, seien es Haferflocken, Nüsse, Nudeln, Linsen oder Reis. Im Biomarkt gibt es Milch, Joghurt und Sahne in Glasflaschen. Zwar sind hier die Deckel beschichtet und somit wahrscheinlich Quellen von Umwelthormonen, doch mir scheint das im Vergleich zum Tetrapack die bessere Alternative.

Beim Käse ist der Verzicht schwieriger. Selbst im Bioladen wurden die großen Laibe schon in kleine Stücke zerteilt, einzeln in Folie verpackt und in der Auslage drapiert. »Wenn Sie Stücke ohne Plastik wollen, rufen Sie morgen früh hier an, dann legen wir Ihnen etwas zur Seite«, rät mir der Verkäufer. Auch auf dem Wochenmarkt um die Ecke gibt es Käse, allerdings nicht in Bioqualität. Ich muss abwägen: Potenziell eher mit Pestiziden verunreinigter Käse oder der aus dem Biomarkt, der mit Schadstoffen aus Plastik kontaminiert sein könnte. Ich entscheide mich für: Beides abwechselnd. Weil ich während meiner Recherche auch gelesen habe, dass einseitige Ernährung gefährlich sein kann, weil man dann besonders viel von einem potenziell gefährlichen Produkt zu sich nimmt. Außerdem versuche ich, weniger Käse zu essen und stattdessen zum Beispiel Brotaufstriche selbst zu machen.

Frisch und selbst gemacht

Zu Hause knöpfe ich mir den Lebensmittelschrank vor. Hier erwartet mich ein bunter Mix aus in Plastik Verpacktem, Konserven, konventionellen und auch Bio-Lebensmitteln. Besonders die Konserven mit Tomatensoße oder Kokosmilch sowie die Schraubgläser mit fettigem Inhalt, in den die Schadstoffe aus dem Deckel besonders leicht übergehen, etwa Pesto oder in Öl eingelegte Tomaten, sollte ich künftig besser vermeiden.

Statt Kokosmilch aus der Dose gibt es bei mir nun eingeweichte Kokosraspel, die ich anschließend mixe. Wer mag, kann die Milch mit einem Nussmilchbeutel von den kleinen Stückchen befreien. Den kann man kaufen oder aber einfach aus grobem Leinenstoff selbst nähen. Unter kaltem Wasser auswaschen und in der nächsten Maschinenwäsche mitwaschen. Pesto mache ich auch lieber selbst, Rezepte gibt es ja diverse im Internet. Die Konserven, die in meinem Haushalt bislang am häufigsten zum Einsatz kamen, sind ohne Zweifel Dosentomaten, sei es für Pizza oder für Nudelsauce. Diese finde ich schließlich auch in Glasflaschen. Ich beschließe, im nächsten Sommer möglichst aus frischen Tomaten selbst welche einzukochen und dann im Winter davon zu zehren.

Auch Hafermilch fürs Müsli mache ich inzwischen selbst. In einem Liter Wasser lasse ich 3 Esslöffel Haferflocken eine halbe Stunde quellen. Vor dem Mixen gebe ich einen Teelöffel Sonnenblumenöl und etwas Zimt dazu. Fürs Müsli reicht mir diese Variante vollkommen und spart viele Tetrapacks ein. Wer mag, kann die Milch durch einen Nussmilchbeutel filtern, so werden die kleinen übriggebliebenen Haferstückchen entfernt.

Oder Brot: Hochwertiges Brot in Bioqualität ist mir auf Dauer zu teuer, bis zu acht Euro werden hier in Hamburg für einen Laib Dinkelvollkornbrot fällig. Angetrieben von der DIY-Begeisterung der Corona-Zeit züchte ich einen Sauerteig in einem alten Marmeladenglas mit der konstanten Wärme, die mein Internetrouter abgibt. Ein toller Life-Hack! Das erste Brot ist zu nass, ich muss es am Ende aus der Form meißeln, aber mit dem zweiten Versuch geht es bergauf. Inzwischen backe ich jede Woche ein, zwei Brote. Das Mehl dafür kaufe ich in Papierverpackungen oder lasse mir ganze Körner frisch mahlen. Da kostet mich die doppelte Menge Brot inklusive Strom nur rund zwei Euro.

Regional und saisonal konsumieren

Als der Sommer sich dem Ende neigt, pflücke ich mit meiner Freundin Alice die Streuobstwiese meiner Großmutter und den Weinstock an der angrenzenden Scheune leer. Wir ernten Pflaumen, Äpfel und Birnen in den tollsten Variationen – und alles ungespritzt. Wer selbst keine Obstbäume hat und niemanden kennt, der welche hat, für den dürfte es sich lohnen, sich im Herbst die Bäume der Feldwege genauer anzuschauen. Unsere Vorfahren haben dort zahlreiche Obstbäume gepflanzt, für die sich heute allzu oft niemand mehr verantwortlich fühlt. Aber Achtung, auch so manch verlassen wirkender Baum kann jemandem gehören, so gilt natürlich: Vorher fragen! Auf Mundraub.org sind zudem zahlreiche Bäume kartiert, sicher auch in Ihrer Nähe, selbst in der Hamburger Innenstadt finden sich Birn- und Apfelbäume.

Es macht mich nachdenklich, dass wir oftmals aus fernen Ländern importiertes Obst vorziehen, während hier im Herbst die vielen Äpfel, Birnen oder Pflaumen der Streuobstwiesen einfach runterfallen, weil die meisten von uns zu faul sind, sie zu pflücken. Weil wir lieber das perfekt aussehende, aber viele Male gespritzte Obst aus dem Supermarkt kaufen. Auch im Sinne des Klimawandels braucht es dringend ein Umdenken, wir müssen wieder anfangen, die Streuobstwiesen zu pflegen und das Wissen um alte Sorten zu kultivieren. Es gibt sogar Äpfel und Birnen, die sich bis ins nächste Jahr lagern lassen. Für unsere Gesundheit, aber auch fürs Klima sollten wir die Streuobstwiesen schützen, sie pflegen und sie als den Schatz behandeln, der sie sind.

Wohin mit dem trotzdem anfallenden Müll?

Um den persönlichen Eintrag von Umwelthormonen in die Natur möglichst gering zu halten, verlasse ich mich nicht länger darauf, dass allein die Entsorgungsbetriebe das Problem regeln: Kaffeepulver, Eier, Gemüsereste und Obstschalen enthalten wertvolle Ressourcen, die im normalen Hausmüll fast ungenutzt verbrannt werden. Wer einen Garten hat, könnte sich einen Kompost für Biomüll anlegen. Wer wenig Platz hat, könnte sich eine Wurmkiste bauen. Darin werden Kompostabfälle von Würmern in kurzer Zeit zu wertvoller Erde verwandelt. Wem die Entsorgungsbetriebe eine Biomülltonne zur Verfügung stellen, sollte die Obst- und Gemüsereste entweder ganz ohne Verpackung oder aber in einer selbst gebastelten Tüte aus alten Zeitungen entsorgen. Plastik sollte auf keinen Fall in diese Tonne, das gilt auch für oft als »kompostierbar« beworbenes Bioplastik, das sich auf den Feldern nicht oder nur sehr langsam zersetzt.

Kassenbons, Kontoauszüge, Zugtickets und andere Dinge aus Thermopapier gehören in den Hausmüll, nicht in den Altpapiercontainer. Die Papiere enthalten in der Regel Bisphenole, die nicht in den Recyclingprozess gelangen sollten.

Um Plastik zu vermeiden, lohnt es, sich neben dem Einkauf in Unverpacktläden mit FreundInnen oder NachbarInnen zu Einkaufsgemeinschaften zusammenzuschließen, um etwa Nudeln, Nüsse, Mehle, Haferflocken oder Reis in Großgebinden zu kaufen. Das spart Verpackungsmüll. Um den Abfallentsorgungsbetrieben das Plastikrecycling so einfach wie möglich zu machen, hilft es, die verschiedenen Materialien voneinander zu trennen, etwa den Joghurtdeckel aus Aluminium vom Plastikbecher, die Plastikbanderole von den Verpackungen oder den Deckel der Käseverpackung vom Unterteil.

Kapitel 10

So gelingt die Umstellung

Rund zwei Jahre habe ich nun daran gearbeitet, Umwelthormone so weit wie möglich aus meinem Leben zu verbannen. Was bleibt, ist ein besseres Gefühl, da ich etwa mein Bad mit unbedenklichen Mitteln putze, viele schädliche Kosmetika verbannt habe und mich mündiger fühle, etwa beim Einkauf von Lebensmitteln. Doch der Verzicht hat auch Kraft gekostet, weil es aufwendig ist und alle im Haushalt lebenden Personen an einem Strang ziehen müssen.

Es gab auch Momente, in denen ich mein Wissen um die Gifte verflucht habe, etwa als ich das spontane Fertiggericht aus der Mikrowelle bei FreundInnen nicht genießen konnte – und es aus Höflichkeit nicht ablehnen wollte. Hormongifte komplett zu verbannen, daran bin ich gescheitert, und ich glaube, jeder andere wäre es auch. Sollte ich mir meine Zahnfüllung aus Kunststoff rausholen lassen, damit ich den wahrscheinlich austretenden Chemikalien nicht länger ausgesetzt bin? Welche Lebensmittel könnte ich noch zu mir nehmen, wollte ich sichergehen, dass sie bei der Produktion nicht mit Plastik oder Pestiziden in Berührung gekommen sind? Wo sollte ich leben, wollte ich sichergehen, dass aus der Umwelt keinerlei Schadstoffe auf mich einwirken?

Aber obwohl die Stoffe so omnipräsent sind, können wir VerbraucherInnen durch den Verzicht einiges bewegen, können Firmen zum Umdenken bringen. Leichter wird es auch, wenn man sich Gleichgesinnte sucht, so geht der Spaß am Ausprobieren nicht verloren. Und doch ist mir bewusst, welch ein Privileg es ist, seinen Konsum so intensiv auf Herz und Nieren prüfen zu können oder auch sich im Zweifel für ein teureres Produkt entscheiden zu können. Ob Putzmittel, Menstruationsprodukte oder Secondhandware, weil der Verzicht oftmals mit hochpreisigen Produkten einhergeht, war mir wichtig, Möglichkeiten aufzuzeigen, wie man an anderen Stellen weniger Geld ausgeben kann. Ein Konsum, der möglichst ohne Schadstoffe auskommt, darf nicht nur für wenige möglich sein. Gerade deshalb braucht es dringend strengere Gesetze und einheitliche Kennzeichnungen, die sofort klarmachen, ob potenzielle endokrine Disruptoren etwa in Drogerieartikeln enthalten sind. Damit alle Menschen die Chance haben, sich vor den Stoffen schützen zu können. Auch Aufklärungskampagnen etwa über Pestizide und Flammschutzmittel wären nötig, um vor den Gefahren zu warnen und nicht zuletzt Eltern dafür zu sensibilisieren, dass ihre Kinder besonders gefährdet sind.

Es ist Zeit zu handeln

Führen wir uns noch mal vor Augen: Übergewicht, Diabetes, Unfruchtbarkeit, Hodenkrebs, Brustkrebs, Endometriose, IQ-Defizit, ADHS, Autismus – das sind nur einige der gesundheitlichen Folgen, für die WissenschaftlerInnen Umwelthormone mitverantwortlich machen. Zeit, dass wir über giftige Chemikalien diskutieren und konsequent daran arbeiten, sie zu verbannen. Um aus dem Buch *Sicker Fatter Poorer* des US-Wissenschaftlers Leonardo Trasande zu zitieren: »Bedenken Sie, dass wir weniger als fünf Prozent aller bekannten endokrinen Disruptoren untersucht haben.« Dazu nur einen Bruchteil der durch sie verursachten Krankheiten sowie einen Bruchteil der Kosten, die durch sie entstehen, schreibt er. Zahlreiche internationale Organisationen wie die WHO, die Endocrine Society oder die International Federation of Gynecology and Obstetrics machen seit Jahren deutlich: Es ist endlich Zeit zu handeln! Das UN-Umweltprogramm (UNEP) stuft die Chemikalienbelastung von Mensch und Umwelt als dritte globale Bedrohung neben dem Klimawandel und dem Verlust der Biodiversität ein. Unsere Erde und auch unsere Körper verlangen dringend nach sauberen Alternativen.

Für mich ist dieses Buch nicht das Ende meiner Recherche. Auch in Zukunft werde ich wohl über Bereiche stolpern, die doch nicht so unbedenklich sind, wie ich annahm. Auf mich wartet inzwischen die nächste Herausforderung: die ökologische und schadstofffreie Sanierung eines denkmalgeschützten Fachwerkhauses.

Ich zeige in diesem Buch auf, wie VerbraucherInnen endokrine Disruptoren meiden können. Solange es keine strengeren Gesetze gibt, braucht das unheimlich viel Disziplin. Auch ich bringe die nicht immer auf, schon allein, weil ich dann nicht mehr zum Essen zu FreundInnen gehen könnte. Ich freue mich von Ihnen zu hören, wie der Verzicht bei Ihnen funktioniert, woran Sie scheitern, worüber Sie sich ärgern oder freuen, welche Experimente und Rezepte gut geklappt habe und welche auch nicht. Auf dass wir gemeinsam an einer Zukunft arbeiten, in der wir alle weit weniger Gifte in die Umwelt entlassen.

Die Prioritätenliste – Umwelthormone meiden mit sechs einfachen Daumenregeln:

- Selbstgekochtes vor Fertiggerichten.
- Biolebensmittel vor konventionell angebauten. Wenn konventionell, dann gilt Obst und Gemüse aus EU-Ländern vor jenem aus Nicht-EU-Ländern. Meiden Sie häufig belastetes Obst und Gemüse auf der roten Liste auf Seite 63.
- Unverpackt vor verpackt, Glasbehälter vor Konserven, Tetrapack oder Plastik. Verpackte Lebensmittel zu Hause in Glas- oder Edelstahlbehälter umfüllen – das gilt gerade für solche, die lange gelagert werden.
- Abwechslungsreiche Mahlzeiten zusammenstellen, sodass man kein potenziell kontaminiertes Produkt in großen Mengen zu sich nimmt.

- Putzen mit Hausmitteln statt mit Reinigern mit zweifelhaften Inhaltsstoffen.
- Reduktion von Kosmetika, stattdessen DIY-Kosmetik oder zertifizierte Naturkosmetik (hier sind Mikroplastik und erdölbasierte Inhaltsstoffe verboten).

Anhang

Lesetipps

Anne-Marie Bonneau: The Zero-Waste Chef
Rachel Carson: Der stumme Frühling
Theo Colborn: Die bedrohte Zukunft
Susanne Donner: Endlager Mensch
Shanna Swan: Count down – Was uns immer unfruchtbarer macht
Leonardo Trasande: Sicker, fatter, poorer

Hilfreiche Links

https://chemsec.org
https://chemtrust.org/de/
https://www.env-health.org
https://pan-germany.org
https://hej-support.org
https://www.umweltbundesamt.de

Ausgewählte Literatur

Bergman, Å. et al.: Global Assessment of the State-of-Science of Endocrine Disruptors. *World Health Organization.* 2002

Bergman, Å. et al.: The State of the Science of Endocrine Disrupting Chemicals. *World Health Organization.* 2012

Birmili, W. et al.: Schadstoffe im Innenraum – aktuelle Handlungsfelder. *Bundesgesundheitsblatt – Gesundheitsforschung – Gesundheitsschutz.* 2018

Bishop, G., Styles, D., Lens, P.N.L.: Recycling of European plastic is a pathway for plastic debris in the ocean. *Environmental International.* 2020

Carsen, A. et al: Evidence for decreasing quality of semen during past 50 years. *British Medical Journal.* 1992

Carwile, J. et al.: Canned Soup Consumption and Urinary Bisphenol A: A Randomized Crossover Trial. *Journal of the American Medical Association.* 2011

Danish Environmental Protection Agency: Exposure of pregnant consumers to suspected endocrine disruptors – Survey of chemical substances in consumer products no. 117. 2012

Danish Ministry of the Environment: Expecting a baby? Advice about chemicals and pregnancy. 2012

Duffek, Anja et al.: Per- and polyfluoroalkyl substances in blood plasma – Results of the German Environmental Survey for children and adolescents 2014–2017 (GerES V). *International Journal of Hygiene and Environmental Health.* 2020

Harley, K. G. et al.: Reducing phthalate, paraben, and phenol exposure from personal care products in adolescent girls: Findings from Hermosa Intervention Study. *Environmental Health Perspectives.* 2016

Hauser, R. et al: Male reproductive disorders, diseases, and costs of exposure to endocrine-disrupting chemicals in the European Union. *Journal of Clinical Endocrinology and Metabolism.* 2015

Hunt, P. A. et al: Female reproductive disorders, diseases, and costs of exposure to endocrine disrupting chemicals in the European Union. *Journal of Clinical Endocrinology and Metabolism.* 2016.

Kortenkamp, A. et al.: State of the Art Assessment of Endocrine Disruptors. *European Commission.* 2011

La Merrill, M. A. et al.: Consensus on the key characteristics of endocrine-disrupting chemicals as a basis for hazard identification. *Nature Reviews Endocrinology.* 2019

Legler, J. et al: Obesity, diabetes, and associated costs of exposure to endocrine-disrupting chemicals in the European Union. *Journal of Clinical Endocrinology and Metabolism.* 2015

Leppert, B. et al.: Maternal paraben exposure triggers childhood overweight development. *Nature Communications.* 2020

Li, D-K. et al.: Urine Bisphenol-A (BPA) level in relation to semen quality. *Fertility and Sterility.* 2011.

Murawski, A. et. al.: Parabens in urine of children and adolescents in Germany – human biomonitoring results of the

German Environmental Survey 2014–2017 (GerES V). *Environmental Research.* 2021

Nilsson, E. E., Sadler-Riggleman, I., Skinner, M.K.: Environmentally induced epigenetic transgenerational inheritance of disease. *Environmental Epigenetics.* 2018

Nohynek, G. J. et al.: Endocrine disruption: Fact or urban legend? *Toxicology Letters.* 2013

PETI Committee of the European Parliament: Endocrine Disruptors: from Scientific Evidence to Human Health Protection. 2019.

Schug, T. T. et al.: Minireview: Endocrine Disruptors: Past Lessons and Future Directions. *Molecular Endocrinology.* 2016

Trasande, L. et al.: Burden of disease and costs of exposure to endocrine-disrupting chemicals in the European Union: an updated analysis. *Andrology.* 2016

Vandenberg, L. et al: Hormones and endocrine-disrupting chemicals: Low-dose effects and nonmonotonic dose responses. *Endocrine Reviews.* 2012

Register